病気・治療・生活の疑問に答えます

患者さんのための

脊椎関節炎 Q&A

編集◉日本脊椎関節炎学会

厚生労働科学研究費補助金（難治性疾患政策研究事業）
「強直性脊椎炎に代表される脊椎関節炎及び類縁疾患の医療水準
ならびに患者QOL向上に資する大規模多施設研究」班

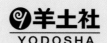

羊土社
YODOSHA

「患者さんのための 脊椎関節炎Q&A」
発刊に寄せて

　この度、脊椎関節炎に関する患者さんからの疑問に専門医が回答する「患者さんのための 脊椎関節炎Q&A」が発行されることになりました。本書は日本脊椎関節炎学会と厚生労働科学研究費補助金（難治性疾患政策研究事業）「強直性脊椎炎に代表される脊椎関節炎及び類縁疾患の医療水準ならびに患者QOL向上に資する大規模多施設研究」班（研究代表者 冨田哲也）が協力して製作いたしました。

　脊椎関節炎は、強直性脊椎炎、乾癬性関節炎、反応性関節炎、炎症性腸疾患に伴う脊椎関節炎など、いくつかの疾患を含む総称です。これらの疾患は欧米に比較すると日本では少ないため、医療現場の関心は必ずしも高くはなく、患者さんやご家族が病気に関する正しい情報を得ることは容易ではありません。そのような状況を打開すべく本書が企画されました。本書では、脊椎関節炎の患者さんやご家族が抱いている日頃の疑問や悩みに対して、診療経験が豊かな専門家がQuestion & Answer形式により、誰にでもよくわかるように懇切丁寧に解説しています。その内容は、すでに発行されている医師を対象とした「脊椎関節炎診療の手引き2020」（脊椎関節炎学会・厚生労働省研究班編集，診断と治療社，2020年）にもとづいて執筆されています。学問的に高度な話題も含まれていますが、本書を読むことにより、病気を正しく理解し、最新の治療を知ることができます。

　近年、生物学的製剤やヤヌスキナーゼ（JAK）阻害薬など新たな薬剤が登場し、脊椎関節炎の治療は大きく進歩しています。新たな治療薬が増えたことにより、たくさんの治療薬のなかから、それぞれの有効性、安全性、費用などを比較し、選択する必要が出てきました。現在、治療方針の決定においては、患者さんは医師と治療内容に関する必要な情報を共有し、共同して行うことが勧められています。これは「共同意思決定（Shared Decision Making：SDM）」と呼ばれ、患者さん自身が積極的に治療に参加することにより、患者さんの価値観や意向（考え）を踏まえた治療が実現されることを促す方策です。本書は、治療の選択に迷った患者さんの「共同意思決定」の際にもお役立ていただけることと思います。

　最後に、本書を策定された冨田哲也 厚生労働省研究班研究代表者、田村直人 編集委員長をはじめ、編集委員の先生方、日本脊椎関節炎学会会員の先生方、質問作成にご協力いただいた日本AS友の会ならびに大阪乾癬患者友の会（梯の会）の皆様に対して、この場を借りて深謝申し上げます。

　2021年8月

日本脊椎関節炎学会

理事長　山村昌弘

はじめに

　脊椎関節炎は強直性脊椎炎や乾癬性関節炎などが含まれる疾患の総称です。

　日本では比較的まれな疾患と考えられてきましたが、乾癬性関節炎や炎症性腸疾患に伴う脊椎関節炎は原疾患の増加とともに患者数も増加していると考えられます。近年、強直性脊椎炎に加えてX線基準を満たさない体軸性脊椎関節炎という疾患が新しく提案され、その治療薬が日本でも2020年に承認されています。脊椎関節炎は海外では関節リウマチと同数あるいはそれよりも多い疾患として知られており、研究も活発に行われ、治療薬の選択肢も広がってきています。

　このような現状を踏まえこの「患者さんのための　脊椎関節炎Q&A」は、日本脊椎関節炎学会と厚生労働科学研究費補助金（難治性疾患政策研究事業）「強直性脊椎炎に代表される脊椎関節炎及び類縁疾患の医療水準ならびに患者QOL向上に資する大規模多施設研究」班が合同で、日頃診療している患者さんからの質問や、患者会である日本AS友の会、大阪乾癬患者友の会（梯の会）の皆様からも日常診療でいだいておられる質問を募集し、そのなかから重要と思われるものを選んでまとめたものです。各疾患ともまだまだ十分わかっていないことも多いものの、現時点での最新情報について日本を代表する専門家の先生方にお答えいただいております。また脊椎関節炎全般に共通する質問と各疾患特有の質問に分けて記載されていますので、患者さんやそのご家族様におかれましてはそれぞれ自分の病気に該当する箇所をお読みいただければ十分です。日常診療のなかで気になっておられますことが本書をお読みになって少しでもその答えが見つかれば幸いに思います。

　最後にこの「患者さんのための　脊椎関節炎Q&A」作製のためにご質問をお寄せいただきました日本AS友の会、大阪乾癬患者友の会（梯の会）の皆様、患者さんからの質問をお知らせいただきました日本脊椎関節炎学会会員の先生方、回答をご執筆いただきました先生方、校正、編集にたずさわっていただきました編集委員会の先生方、編集委員長として本書をおまとめいだきました田村直人教授に深謝申し上げます。

2021年8月

厚生労働科学研究費補助金（難治性疾患政策研究事業）
「強直性脊椎炎に代表される脊椎関節炎及び類縁疾患の医療水準
ならびに患者QOL向上に資する大規模多施設研究」班

研究代表者　冨田哲也

患者さんのための　脊椎関節炎Q&A
病気・治療・生活の疑問に答えます

目次

■「患者さんのための　脊椎関節炎Q&A」発刊に寄せて ……………………… 山村昌弘　3

■ はじめに ………………………………………………………………………… 冨田哲也　5

■ 脊椎関節炎の理解をより深めるために ……………………………………………… 10

■ 執筆・協力一覧 ……………………………………………………………………… 14

Part1 脊椎関節炎について知りたい方へ

Q1 脊椎関節炎とはどのような病気ですか？ 珍しい病気ですか？ ……………… 18

Q2 リウマチと似ている病気ですか？ ……………………………………………… 19

Part2 ご自身の病気について、さらに詳しく知りたい方へ

体軸性脊椎関節炎（強直性脊椎炎・Ｘ線基準を満たさない体軸性脊椎関節炎）

病気

Q1 強直性脊椎炎や体軸性脊椎関節炎とはどのような病気ですか？ ……………… 22

Q2 患者さんは何人くらいいるのですか？ ………………………………………… 23

Q3 なぜ発病するのですか？ ………………………………………………………… 24

Q4 遺伝する病気ですか？ …………………………………………………………… 25

Q5 何歳くらいで発病しますか？
　　発病後にどのような経過をたどるのか教えてください ……………………… 26

Q6 診断されるまでにどうして時間がかかるのですか？ ………………………… 27

Q7 Ｘ線基準を満たさない体軸性脊椎関節炎とはどのような病気ですか？
　　強直性脊椎炎との違いはなんですか？ ………………………………………… 28

Q8 強直性脊椎炎と線維筋痛症は合併しやすいのですか？ ……………………… 29

症状

Q9 強直性脊椎炎による痛みについて教えてください …………………………… 30

Q10 炎症性腰背部痛とはどのような症状ですか？ ………………………………… 31

Q11 関節痛以外にどのような症状が出ますか？ …………………………………… 32

Q12 強直性脊椎炎で足のしびれなどの神経症状が出ることはありますか？ …… 33

Q13 骨粗しょう症や骨折が起こりやすいと聞きましたが本当ですか？ ………… 34

検査

Q14 どのような検査を行いますか？ 検査で何がわかりますか？ ……………… 35

Q15 HLA検査で何がわかりますか？ HLA検査は必要ですか？ ………………… 36

Q16 Ｘ線検査で何がわかりますか？ どれくらいの頻度で受ける必要がありますか？ … 37

Q17 MRI検査で何がわかりますか？ MRI検査は必要ですか？ ………………… 38

Q18 他に必要な画像検査はありますか？ …………………………………………… 39

薬物治療

Q19 治療にはどのようなものがありますか？ どの薬を使うか、どのように決めますか？ …40

Q20 非ステロイド性抗炎症薬（NSAIDs）の効果と副作用について教えてください ……41

Q21 ステロイドや抗リウマチ薬は有効ですか？ ……………………………………42

Q22 生物学的製剤はどのような場合に使いますか？ …………………………43

Q23 生物学的製剤の効果と副作用について教えてください ………………………44

Q24 1つの生物学的製剤の効果がなかった場合、どうしますか？ ……………45

Q25 ぶどう膜炎に対してどのような治療がありますか？ …………………………46

Q26 いつまで治療を続けなくてはいけないのですか？ 中止できますか？ ………47

外科治療

Q27 どのような手術がありますか？ ……………………………………………48

Q28 どのような状態になると手術が必要になりますか？ ……………………49

全般治療

Q29 運動療法について教えてください ………………………………………50

日常生活

Q30 日常生活において気をつけることはありますか？ ……………………51

その他

Q31 この病気で内視鏡などの検査や手術を受けるときに注意することは何ですか？ …52

Q32 会社にもっと障害を理解してもらう方法はありますか？ ………………53

Q33 専門医を探すにはどうすればよいですか？ ……………………………54

Q34 強直性脊椎炎と診断されると、全員が難病指定されるのですか？ ………55

乾癬性関節炎または乾癬を伴う脊椎関節炎

病気

Q1 乾癬性関節炎とはどのような病気ですか？ 関節症性乾癬とは違うのですか？ ……58

Q2 乾癬や乾癬性関節炎の患者さんは何人くらいいるのですか？ ………………59

Q3 なぜ発病するのですか？ 皮膚症状と関節症状に関係はあるのですか？ ……60

Q4 遺伝する病気ですか？ ……………………………………………………61

Q5 発病後にどのような経過をたどるのか教えてください ……………………62

症状

Q6 どのような関節の症状が出ますか？ …………………………………63

Q7 乾癬に伴う首や腰の痛みについて教えてください ………………………64

Q8 皮膚と関節の症状以外に、どのような症状が出ますか？ ………………65

Q9 生活習慣病になりやすいのですか？ …………………………………66

検査

Q10 血液検査で何がわかりますか？ 定期的に行うのはなぜですか？ ………67

Q11 X線検査やMRI検査で何がわかりますか？ ………………………68

Q12 関節エコー（超音波）検査について教えてください ……………………69

Q13 骨粗しょう症になりやすいですか？ …………………………………70

薬物治療

Q14 治療にはどのようなものがありますか？ どの薬を使うか、どのように決めますか？ ……71

Q15 関節の痛みに対して、まずどのような薬を使いますか？ ………………72

Q16 メトトレキサートの効果と副作用について教えてください ………………73

Q17 生物学的製剤の種類とその特徴について教えてください ………………74

Q18 アプレミラストの効果と副作用について教えてください ………………75

Q19 ウパダシチニブの効果と副作用について教えてください ………………76

Q20 いつまで治療を続けなくてはいけないのですか？ 中止できますか？ ……77

薬物以外の治療 Q21 どのような手術がありますか？ ……………………………………………………… 78

Q22 リハビリテーションについて教えてください ……………………………………… 79

日常生活指導 Q23 日常生活において気をつけることはありますか？ ………………………… 80

Q24 はがれ落ちた皮膚によって他人に感染しますか？
ジムや銭湯などに行っても大丈夫ですか？ ………………………………… 81

Q25 気持ちがふさぎこんだときはどうすればよいですか？ ……………… 82

炎症性腸疾患に伴う脊椎関節炎

病気 Q1 炎症性腸疾患（潰瘍性大腸炎・クローン病）に伴う脊椎関節炎とは
どのような病気ですか？ ……………………………………………………… 84

Q2 なぜ発病するのですか？ ……………………………………………………… 85

Q3 関節痛があればリウマチ科や整形外科を受診した方がよいですか？ ……… 86

症状 Q4 どのような関節の症状が出ますか？ ………………………………………… 87

Q5 腸の症状が悪いときは関節の症状も悪くなりますか？ ……………… 88

検査 Q6 どのような検査を行いますか？ 検査で何がわかりますか？ ……… 89

薬物治療 Q7 治療にはどのようなものがありますか？ どの薬を使うか、どのように決めますか？ … 90

日常生活 Q8 日常生活や食事について気をつけることはありますか？ ………… 91

反応性関節炎

病気 Q1 反応性関節炎とはどのような病気ですか？ ……………………………… 94

Q2 反応性関節炎＝性感染症のイメージがありますが、
それ以外にどのような感染が原因となりますか？ ……………………… 95

症状 Q3 どのような症状が出ますか？ ………………………………………………… 96

検査 Q4 どのような検査を行いますか？ 検査で何がわかりますか？ ……… 97

薬物治療 Q5 治療にはどのようなものがありますか？ どの薬を使うか、どのように決めますか？ … 98

治療全般 Q6 一度良くなれば、再発しないのですか？ ………………………………… 99

分類不能脊椎関節炎

病気 Q1 分類不能脊椎関節炎とはどのような病気ですか？ …………………… 102

Q2 主治医より分類不能脊椎関節炎といわれました。
いずれはどれかの病気と診断されるのですか？ …………………………… 103

症状 Q3 どのような症状が出ますか？ ………………………………………………… 104

検査 Q4 どのような検査を行いますか？ 検査で何がわかりますか？ …… 105

薬物治療 Q5 治療にはどのようなものがありますか？
どの薬を使うか、どのように決めますか？ …………………………………… 106

若年発症の脊椎関節炎

病気 **Q1** 若年性特発性関節炎と若年性脊椎関節炎はどう違うのですか？……………… 108

症状 **Q2** どのような症状が出ますか？………………………………………………… 109

Q3 どのように診断するのですか？…………………………………………… 110

全般療治 **Q4** 治療にはどのようなものがありますか？ どの薬を使うか、
どのように決めますか？ また、治療はいつまで必要ですか？……………… 111

日常生活 **Q5** 日常生活において気をつけることはありますか？…………………………… 112

Part3 すべてのみなさまへ～病気の周辺知識～

妊娠・出産・育児について

Q1 妊娠・出産への影響や、気をつけることはありますか？…………………… 114

Q2 授乳や育児への影響や、気をつけることはありますか？………………… 115

医療福祉制度について

Q3 活用できる医療福祉制度について教えてください…………………………… 116

Q4 指定難病について教えてください…………………………………………… 117

その他

Q5 新型コロナウイルス感染症（COVID-19）が心配です。
脊椎関節炎自体で感染しやすくなりますか？
また治療薬により感染しやすくなったり重症化しやすくなりますか？ …………… 118

Q6 バイオシミラーとはどんな薬ですか？……………………………………… 119

■ 治療薬一覧……………………………………………………………………… 120
■ 索引……………………………………………………………………………… 121

脊椎関節炎の理解をより深めるために

1 脊椎関節炎（SpA）に含まれる病気と分類

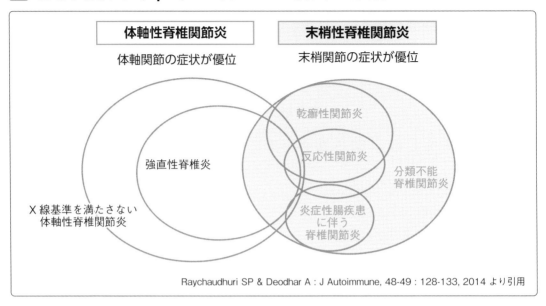

体軸性脊椎関節炎	末梢性脊椎関節炎
体軸関節の症状が優位	末梢関節の症状が優位

乾癬性関節炎

反応性関節炎

強直性脊椎炎

分類不能
脊椎関節炎

X線基準を満たさない
体軸性脊椎関節炎

炎症性腸疾患
に伴う
脊椎関節炎

Raychaudhuri SP & Deodhar A：J Autoimmune, 48-49：128-133, 2014 より引用

2 脊椎関節炎や合併症の発病と関係する部位

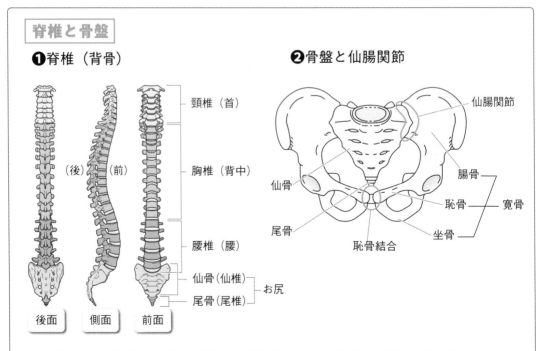

脊椎と骨盤

❶脊椎（背骨）

（後）（前）

後面　側面　前面

頸椎（首）

胸椎（背中）

腰椎（腰）

仙骨（仙椎）
尾骨（尾椎）
——お尻

❷骨盤と仙腸関節

仙腸関節

仙骨

尾骨

恥骨結合

腸骨

恥骨——寛骨

坐骨

背骨は（脊）椎骨と呼ばれる骨がつながったもので、頭の側から頸椎7個、胸椎12個、腰椎5個とその下に、仙椎（仙骨）、尾骨があります。骨盤は腰椎の下にある仙骨を中心に、両脇に大きく広がる腸骨、それに恥骨や坐骨など複数の骨によって構成されています。それぞれの骨は靱帯で強くつながっています。

付着部

❶代表的な付着部（●）

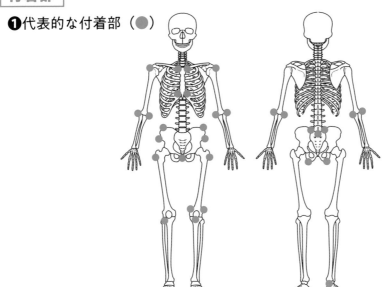

❷手足の関節における付着部

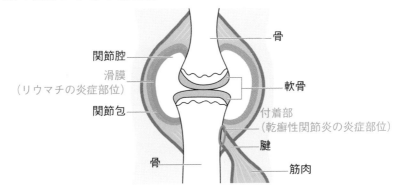

骨

関節腔

滑膜
（リウマチの炎症部位）

軟骨

関節包

付着部
（乾癬性関節炎の炎症部位）

腱

骨

筋肉

❸踵における付着部

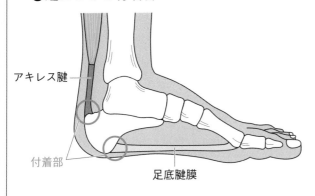

アキレス腱

付着部

足底腱膜

❹脊椎における付着部

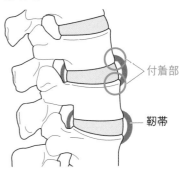

付着部

靱帯

付着部は腱や靱帯が骨に付く部位であり、腱や靱帯組織は骨の中に入りこんで強固にくっついています。運動などによる衝撃を強く受ける部位です。

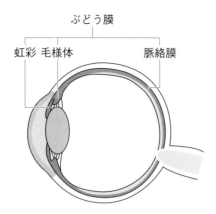

ぶどう膜

ぶどう膜

虹彩 毛様体　　　　　脈絡膜

ぶどう膜は眼の球の中心部をぐるりと包み込むように広がっている膜で、眼の中へ入る光の量を調節する虹彩（こうさい）、眼のピントを合わせる毛様体（もうようたい）、酸素・栄養を運ぶ脈絡膜（みゃくらくまく）の 3 つから構成されています。脊椎関節炎のぶどう膜炎では主に虹彩や毛様体に炎症が起こります。

3 参考 Web サイトリンク集

Web サイト名	Web サイトの概略	URL
日本 AS 友の会	患者会	http://www5b.biglobe.ne.jp/~asweb/tomo-nokai/JASC.html
大阪乾癬患者友の会（梯の会）	患者会	http://derma.med.osaka-u.ac.jp/pso/
日本乾癬患者連合会	患者会	http://jpa1029.com/
若年性特発性関節炎（JIA）親の会「あすなろ会」	患者会	https://asunarokai.com/
一般社団法人 全国膠原病友の会	患者会	https://kougentomo.xsrv.jp/
NPO 法人 IBD ネットワーク	患者会	https://ibdnetwork.org/
難病情報センター：強直性脊椎炎（指定難病 271）	病気に関する情報提供	https://www.nanbyou.or.jp/entry/4848
強直性脊椎炎に代表される脊椎関節炎及び類縁疾患の医療水準ならびに患者 QOL 向上に資する大規模多施設研究	病気に関する情報提供	http://www.spondyloarthritis.net/
日本リウマチ財団　リウマチ情報センター：対象とする病気	病気に関する情報提供	https://www.rheuma-net.or.jp/rheuma/rm120/taishotosurubyoki.html
全身性エリテマトーデス（SLE）、関節リウマチ（RA）、若年性特発性関節炎（JIA）や炎症性腸疾患（IBD）罹患女性患者の妊娠、出産を考えた治療指針	病気に関する情報提供	https://ra-ibd-sle-pregnancy.org/patient_toward/index.html
NPO 法人 日本炎症性腸疾患協会	病気に関する情報提供	http://ccfj.jp/

4 本書の理解に役立つ用語解説

用　語	解　説
HLA、HLA-B27	HLA（human leukocyte antigen：ヒト白血球抗原）は、白血球の血液型ともいわれており、ヒトのからだのほぼすべての細胞に存在しています。免疫のしくみが自分と外敵（病原体やがん細胞など）を見分けるのに重要な分子です。HLAには、A、B、Cなどいくつかの種類があり、それぞれ父親と母親から1つずつ受け継がれる2つの型が組み合わさってできています。HLA-Bはその1つで数十種類の異なるタイプがあり、HLA-B27はそのうちの1つです。
炎症	炎症とは何らかの原因で免疫反応が起きて、その部位が腫れたり、熱をもったり、痛くなったりする状態のことで、火事で炎が燃えているようなイメージです。
寛解（かんかい）	治療により病気の進行が止まり、病気がないのとほとんど同じ状態になることです。「根治」とは違って、からだから病気の原因が取り除かれたわけではなく、治療により病気の原因を抑えこんでいるような状態です。
強直（きょうちょく）	病気により骨と骨がつながり、関節が固まって動かなくなってしまうことです。
抗リウマチ薬	関節リウマチ（リウマチ）の治療に主に使用されている薬の総称です。抗リウマチ薬のなかには、脊椎関節炎の治療にも使用できる薬があります（保険がきく薬ときかない薬があります）。
ステロイド	炎症や免疫のしくみを抑える効果がある薬です。この薬はからだのなかの副腎で作られるホルモンの構造をもとにして作られています。本書では副腎皮質ステロイドのことをステロイドと記載しています。
生物学的製剤	バイオテクノロジーを利用して作られた薬の総称です。脊椎関節炎やリウマチの治療に用いられる生物学的製剤は、炎症や免疫のしくみにかかわっている物質のなかでも、特に病気にかかわっている特定の物質にピンポイントで作用するため、効果や安全性が高いといわれています。生物学的製剤のことを通称で「バイオ」と呼ぶ医療者も多くいます。
体軸関節	脊椎（背骨）や仙腸関節（骨盤）など、体の中心部（体軸）にある関節のことです。
非ステロイド性抗炎症薬（NSAIDs：エヌセイズ）	成分中にステロイドを含まず、痛みや発熱を抑える解熱鎮痛薬の総称です。
末梢関節	からだの中心からみると末端（末梢）にあたる、手足の関節のことです。

執筆・協力一覧

◆編集

日本脊椎関節炎学会

厚生労働科学研究費補助金（難治性疾患政策研究事業）
「強直性脊椎炎に代表される脊椎関節炎及び類縁疾患の医療水準ならびに
患者QOL向上に資する大規模多施設研究」班

◆編集委員会

研究代表者

冨田哲也

編集委員長

田村直人

編集委員（五十音順）

門野夕峰、亀田秀人、首藤敏秀、多田久里守、谷口義典、辻　成佳、山村昌弘

◆執筆者（五十音順）

秋岡親司	京都府立医科大学大学院 小児科学
石塚洋典	大阪大学大学院医学系研究科 皮膚科
大内一孝	京都府立医科大学大学院医学研究科 小児科学教室
大友耕太郎	慶應義塾大学医学部 リウマチ・膠原病内科
岡本奈美	大阪労災病院 小児科／大阪医科薬科大学 泌尿生殖・発達医学講座小児科
門野夕峰	埼玉医科大学医学部 整形外科
亀田秀人	東邦大学医学部内科学講座 膠原病学分野
岸本暢将	杏林大学医学部 腎臓・リウマチ膠原病内科
小林　拓	北里大学北里研究所病院 炎症性腸疾患先進治療センター
猿田雅之	東京慈恵会医科大学内科学講座 消化器・肝臓内科
首藤敏秀	社会医療法人泉和会千代田病院 リウマチ科・整形外科
多田久里守	順天堂大学医学部附属順天堂医院 膠原病・リウマチ内科
谷口義典	高知大学医学部附属病院 内分泌代謝・腎臓膠原病内科
田村直人	順天堂大学医学部附属順天堂医院 膠原病・リウマチ内科
辻　成佳	大阪南医療センター 免疫異常疾患研究室・リウマチ科
冨田哲也	大阪大学大学院医学系研究科 運動器バイオマテリアル学

中村好一　　自治医科大学地域医療学センター 公衆衛生学部門
藤本　学　　大阪大学大学院医学系研究科 皮膚科
松原優里　　自治医科大学地域医療学センター 公衆衛生学部門
森　雅亮　　東京医科歯科大学大学院医歯学総合研究科 生涯免疫難病学講座
山口賢一　　聖路加国際病院 Immuno-Rheumatology Center
山村昌弘　　岡山済生会総合病院 リウマチ・膠原病センター
渡辺　玲　　大阪大学大学院医学系研究科 皮膚科

◆協力
日本AS友の会
大阪乾癬患者友の会（梯の会）

利益相反について
　本手引きの作成資金はすべて、厚生労働科学研究費補助金（難治性疾患政策研究事業）「強直性脊椎炎に代表される脊椎関節炎及び類縁疾患の医療水準ならびに患者QOL向上に資する大規模多施設研究」により支出された。
　作成にかかわったメンバーは、日本脊椎関節炎学会に利益相反（COI）に関する申告書を提出している。
　アカデミックCOIにも配慮し、複数の学会の学会員から作成メンバーを構成した。

Part1

脊椎関節炎について
知りたい方へ

Q1 脊椎関節炎とはどのような病気ですか？ 珍しい病気ですか？

脊椎関節炎は、脊椎（背骨）や関節に慢性的な炎症がみられる病気ですが、1つの病気を指すものではなく、共通の症状をもついくつかの病気のグループに対するよび名です。具体的には、強直性脊椎炎、X線基準を満たさない体軸性脊椎関節炎、乾癬性関節炎、反応性関節炎、炎症性腸疾患に伴う脊椎関節炎、分類不能脊椎関節炎、が脊椎関節炎となります。このうち、強直性脊椎炎と、X線基準を満たさない体軸性脊椎関節炎は、主に仙腸関節（腰とお尻の間くらいにあるほとんど動かない関節）や、脊椎などの体軸関節といわれるところの症状が主体であるため、"体軸性脊椎関節炎"とよばれています（図）。脊椎関節炎では、体軸関節や末梢関節（手足の関節）の症状に加えて、かかとなどの腱や靭帯が骨に付く部位（付着部）の痛み（付着部炎）、指全体の腫れ（指趾炎）、眼のぶどう膜炎、皮膚の乾癬、潰瘍性大腸炎やクローン病といった腸疾患がみられることがあるなどの共通点があります。また、HLA-B27※など、発病に関連するいくつかの共通の遺伝的な要因があることが知られています。リウマチなどに比べると比較的珍しい病気ですが、患者さんの数はそれぞれの病気によって異なるため、各病気の項をご参照ください。

※ HLAとは？

HLA（human leukocyte antigen：ヒト白血球抗原）は、白血球の血液型ともいわれており、ヒトのからだのほぼすべての細胞に存在しています。免疫のしくみが自分と外敵（病原体やがん細胞など）を見分けるのに重要な分子です。HLAには、A、B、Cなどいくつかの種類があり、それぞれ父親と母親から1つずつ受け継がれる2つの型が組み合わさってできています。HLA-Bはその1つで数十種類の異なるタイプがあり、HLA-B27はそのうちの1つです。

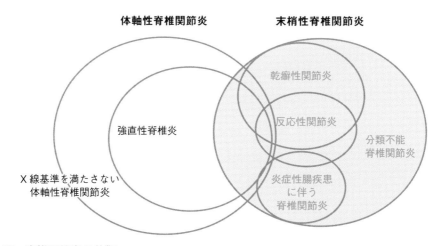

図　脊椎関節炎の分類
Raychaudhuri SP & Deodhar A：J Autoimmune, 48-49：128-133, 2014 より引用

Part 1

Q2 リウマチと似ている病気ですか？

　脊椎関節炎は関節リウマチと同じリウマチ性疾患の1つであり、関節の症状がみられます。そのうちの乾癬性関節炎は、リウマチとの区別が難しい場合があります。どちらも手や足などの関節に慢性的な炎症が起こり、痛みや腫れがみられます。しかし、炎症がはじまる部位が異なり、リウマチでは関節の中の滑膜という部位であるのに対して、乾癬性関節炎では付着部（筋肉の腱や靭帯が骨に付く部位）が主体とされています（図）。

　乾癬性関節炎では指全体が腫れる指趾炎や、アキレス腱などの付着部炎、脊椎や仙腸関節の炎症による背中や腰の痛みがみられることがあります。また、リウマチでは、血液中のリウマトイド因子（RF）や抗CCP抗体が陽性となりますが、乾癬性関節炎をはじめ、脊椎関節炎では通常は陰性です。さらに、リウマチでは進行すると骨や軟骨の破壊がみられますが、乾癬性関節炎では骨が壊れるのに加えて、新たに関節周囲に過剰な骨がつくられてしまいます。反応性関節炎も手足の関節炎がみられるためリウマチといわれる可能性があります。体軸性脊椎関節炎でみられるような腰痛はリウマチではみられません。脊椎関節炎では、ぶどう膜炎などリウマチとは異なる関節以外の症状がみられることがあります。

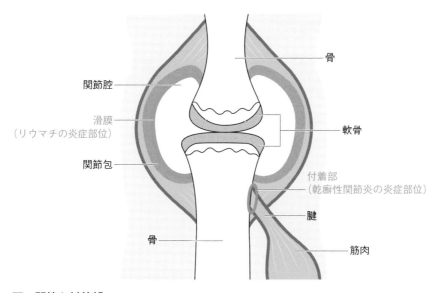

図　関節と付着部

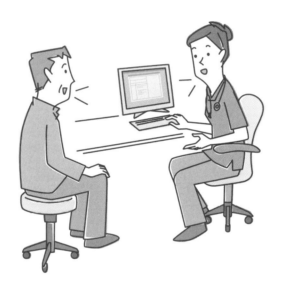

体軸性脊椎関節炎

（強直性脊椎炎・X線基準を満たさない体軸性脊椎関節炎）

体軸性脊椎関節炎（強直性脊椎炎・X線基準を満たさない体軸性脊椎関節炎） 病　気

強直性脊椎炎や体軸性脊椎関節炎とはどのような病気ですか？

　体軸性脊椎関節炎とは体軸関節である仙腸関節や腰、背中、首の脊椎（背骨）の靱帯付着部に炎症が起こる病気です。肩や股関節、膝関節などの関節やアキレス腱の付け根（かかとの骨のところ）にも炎症が生じることがあります。また眼の症状や下痢などの腸の炎症が起こることもあります。X線検査で仙腸関節の変化が認められると強直性脊椎炎となります。X線検査で仙腸関節にははっきりとした変化が認められないものの、仙腸関節に炎症が認められるとX線基準を満たさない体軸性脊椎関節炎となり、強直性脊椎炎とX線基準を満たさない体軸性脊椎関節炎をあわせて体軸性脊椎関節炎とよびます。

　45歳以下で発病し、誘因なくお尻の痛みや腰・背中の痛みが出現します。この症状はじっとしているとひどくなり、夜眠れないあるいは朝すぐに起き上がれないのが特徴です。からだを動かしだすと症状が楽になるのも特徴です。HLA–B27（p.18参照）を保有している人に起こりやすいとされていますが、日本人では外国に比べその保有頻度はかなり低いと考えられています。

　喫煙が病気に関係していることも知られています。強直性脊椎炎は男性に多く、X線基準を満たさない体軸性脊椎関節炎は女性に多いとされています。強直性脊椎炎では脊椎が骨でつながってしまい背中を曲げたりすることがしにくくなることがあります。

体軸性脊椎関節炎（強直性脊椎炎・X線基準を満たさない体軸性脊椎関節炎）　　病　気

患者さんは何人くらいいるのですか？

　脊椎関節炎と強直性脊椎炎については、1990年代に日本国内のリウマチ関連施設において、大規模な調査が行われました。この調査では、有病率は脊椎関節炎全体で0.0095％（約1万人に1人）、強直性脊椎炎では0.0065％（約1万5千人に1人）と報告されました。その後、約20年間、大規模な調査は施行されていませんでしたが、2018年に小児科、リウマチ科、整形外科を中心とした全国疫学調査が施行されました。この調査では、強直性脊椎炎は全国に3,200人（有病率は人口10万人あたり2.6人：0.0026％）、さらに、X線基準を満たさない体軸性脊椎関節炎は800人（有病率は人口10万人あたり0.6人：0.0006％）と推定されました。過去の数値と比較をすると著明に有病率が低下していますが、これら2つの調査方法が異なるため、頻度については、今後も継続した調査が必要であると考えられています。

　一方、海外では脊椎関節炎の有病率は東南アジアが0.22％と最も低く、北極圏では1.61％と最も高く、世界的に見て地域差があると報告されています。強直性脊椎炎も同様に地域差があり、サハラ砂漠以南のアフリカでは強直性脊椎炎有病率は0.02％と最も低く、東南アジアでは0.07％、北アメリカでは0.20％、ヨーロッパでは0.25％、北極圏では0.35％と最も高いと報告されています。同じ東アジア地域でも、中国は0.25％、フィリピン0.03％、マレーシア0.24％と報告され、これら海外の数値と比較をすると、日本が最も患者数が少ないといえます。

体軸性脊椎関節炎（強直性脊椎炎・Ｘ線基準を満たさない体軸性脊椎関節炎）　　　病　気

Q3 なぜ発病するのですか？

　　いまだはっきりした原因が特定されていないのが現状ですが、これまでの海外の疫学調査から、強直性脊椎炎の発病には、白血球にある抗原のHLA-B27（p.18参照）が関連しているといわれています。しかし、HLA-B27を保有している人のすべてが発病するわけではなく、発病する可能性があるのはHLA-B27を保有している人の10％以下であると報告されています。一方で、一般の人口におけるHLA-B27の保有率は米国では6.1％、中国では1.8％であるのに対して、日本では0.3％と低く、このことは海外との強直性脊椎炎の有病率の違いを反映していると考えられます。

　　この他、腱や靱帯の付着部に強い衝撃がかかるとそこに炎症が生じ、HLA-B27を保有しているとさまざまな免疫異常が引き起こされ、関節に変化を引き起こすサイトカイン（p.85参照）が産生されることがわかっています。またHLA-B27を保有していると腸内細菌叢が健常人とは変化し、腸内細菌共生バランスがくずれていることもわかってきました。現在、HLA-B27以外にこの病気の発病に関与する因子を見つける研究が行われています。

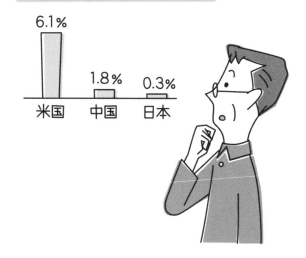

一般人口のHLA保有率

6.1％　米国
1.8％　中国
0.3％　日本

体軸性脊椎関節炎（強直性脊椎炎・X線基準を満たさない体軸性脊椎関節炎）　　病　気

遺伝する病気ですか？

　この病気はいわゆる遺伝病ではありません。1970年代から強直性脊椎炎はHLA-B27を保有している人に起こりやすいことが知られています。親がHLA-B27を保有していた場合、HLA-B27を子が引き継ぐ可能性はありますが、そのうち5～10％程度しか発病する可能性はありません。つまり、残りの90％以上の人は発病しません。このことから、親が強直性脊椎炎であっても、早期発見のためにお子さんへのHLA-B27の検査をする必要はないといえます。

　2018年の疫学調査では、両親、子ども、兄弟・姉妹に強直性脊椎炎がある（家族歴がある）強直性脊椎炎の患者さんは全体の約5％でした。さらに、家族歴がある患者さんのうち、約50％はHLA-B27を保有していましたが、家族歴がない場合でも、約40％はHLA-B27を保有していました。また、この疫学調査からは、HLA-B27保有者の1％程度が強直性脊椎炎を発病すると考えられました。しかし、日本ではHLA-B27の検査そのものをしていない人も多く、症状や画像検査の結果で診断をされている場合もあり、今後も継続した調査が必要と考えられます。また、この調査では、強直性脊椎炎は男性に多く、男女比は3：1でした。

　一方、海外の報告では、強直性脊椎炎を疑われる人のうち約3分の1に家族歴があり、特に一卵性双生児の場合には、双方がHLA-B27を保有している確率が高くなり、結果的に強直性脊椎炎を発病する確率も高くなるといわれています。

Part 2 ● 体軸性脊椎関節炎 ●

体軸性脊椎関節炎（強直性脊椎炎・X線基準を満たさない体軸性脊椎関節炎）　　病　気

何歳くらいで発病しますか？ 発病後にどのような経過をたどるのか教えてください

　典型例では10〜20代で発病します。基本的には45歳以下で発病すると考えられています。最初はお尻の痛みや腰や背中の痛みからはじまることが多いです。じっとしていると症状がひどくなり、運動など動くと楽になるのが一般的な腰痛と異なる特徴です。症状がひどくなってくると前屈したりからだをひねったりしにくくなります。また息を大きく吸いこむこともしにくくなります。強直性脊椎炎では、腰の骨がしだいに骨でつながり、最終的には首の骨まですべてつながり背骨や首を動かすことができなくなることもあります。骨で背骨の関節がつながることを強直とよびますが、患者さんの30〜40％に背骨全体の強直が生じると考えられています。背骨の関節がすべて強直してしまうと日常生活で支障が大きくなります。また眼や腸の症状が出たりすることもあります。肩や股関節や膝関節の関節炎やアキレス腱の付着部が痛んだりすることもあります。骨粗しょう症も起きることが多いです。

　発病してから強直が生じる時期は個人差が大きく、数年で強直が生じる患者さんもいれば、発病から10年以上経過してから強直が生じることもあります。

体軸性脊椎関節炎（強直性脊椎炎・Ｘ線基準を満たさない体軸性脊椎関節炎）　　　病　気

診断されるまでにどうして時間がかかるのですか？

　　体軸性脊椎関節炎を確実に診断できる特別な血液検査や画像検査は今のところなく、何か１つの検査だけで診断できる病気ではありません。また体軸性脊椎関節炎でよくみられるお尻や腰や背中の症状は他の病気でもみられることがあります。さらに日本では極端に患者数が少ないためほとんどの医師はこの病気を診察した経験がないうえに、よく似た症状を訴える病気も少なからずあるなど、さまざまなことが原因で、ある程度症状が進行しないとわからなかったと考えられています。

　　現在はMRI検査の活用などにより早期に診断する工夫がされています。また2020年に日本国内ではじめて医師のための診療の手引きが作成され、全国の医師に向けてこの病気の啓蒙活動も積極的に行われるようになってきました。

Part
2

● 体軸性脊椎関節炎 ●

体軸性脊椎関節炎（強直性脊椎炎・X線基準を満たさない体軸性脊椎関節炎）　　　　病　気

Q7 X線基準を満たさない体軸性脊椎関節炎とはどのような病気ですか？ 強直性脊椎炎との違いは何ですか？

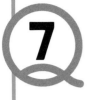

　　基本的には強直性脊椎炎と同じような病気です。強直性脊椎炎の診断には、骨盤の仙腸関節のX線検査で骨の変化がある程度以上進行していることが必須の要件となっています。したがって、強直性脊椎炎と早期に診断することはできません。そのために、強直性脊椎炎と同様の症状をもちながら、仙腸関節のX線変化が基準まで進行していない患者さんをX線基準を満たさない体軸性脊椎関節炎と診断して、強直性脊椎炎と同様の治療が早期から受けられるようにすることを主な目的として、医師向けに診断のガイダンスも作成されています。

　　ただし、この診断を受けた患者さんが治療を受けなければ全員が強直性脊椎炎に進展するのではありません。約半数の方は生涯にわたって強直性脊椎炎の基準を満たすことなく経過すると考えられており、そのような患者さんは比較的軽症の場合の他に、女性であること、白血球の血液型ともいわれるHLAでB27を保有していないことが強直性脊椎炎の患者さんよりも多いという特徴が知られています。

　　なお、日本国内の診断ガイダンスでは、乾癬の皮疹、クローン病や潰瘍性大腸炎などの腸に炎症を生じる病気などを合併している患者さんは、腰や背中の症状などが強直性脊椎炎と同じであっても、乾癬性関節炎（関節症性乾癬）、クローン病や潰瘍性大腸炎に伴う脊椎関節炎という診断になります。

体軸性脊椎関節炎（強直性脊椎炎・X線基準を満たさない体軸性脊椎関節炎）　　病　気

Q8 強直性脊椎炎と線維筋痛症は合併しやすいのですか？

A 強直性脊椎炎は20歳代をピークとした若年男性に発病しやすい一方で、からだ中のあちこちに強い痛みを感じるものの通常の検査では異常を見つけられずに診断に難渋する線維筋痛症は40歳代の女性に最も発病しやすいことが知られています。このように発病しやすい性別と年齢は異なりますが、強直性脊椎炎の患者さんには線維筋痛症が通常（1～2％）の6～10倍程度合併しやすい（特に女性）とされています。

　この背景には強直性脊椎炎の痛みによる睡眠障害などのストレスがあると考えられますが、両者の区別が難しいことも原因の1つとされています。つまり、強直性脊椎炎によるあちこちの痛み（押して痛みを生じる圧痛点の存在）が線維筋痛症の基準を満たしてしまうため、あえて線維筋痛症の合併と考える必要がない場合があります。このような患者さんは強直性脊椎炎が適切に治療されれば、線維筋痛症と思われた症状も軽快するでしょう。その逆の場合として、実際には線維筋痛症のみの患者さんが強直性脊椎炎と誤って診断される可能性も考えられますが、強直性脊椎炎の診断には仙腸関節のX線検査で明らかな異常を認めることが必須とされていますのでそれほど心配はありません。むしろ、線維筋痛症の患者さんは症状の類似性ゆえにX線基準を満たさない体軸性脊椎関節炎と誤って診断される可能性があり、日本国内の診断ガイダンスでは線維筋痛症を鑑別すべき主要な病気にあげています。

Part 2

● 体軸性脊椎関節炎 ●

体軸性脊椎関節炎（強直性脊椎炎・Ｘ線基準を満たさない体軸性脊椎関節炎） 症 状

強直性脊椎炎による痛みについて教えてください

　からだを支える骨盤や背骨などの関節に炎症が起こり、痛みとともに関節の障害が少しずつ進行する病気です。炎症が起こった場所には痛みやこわばり感が生じます。痛み止めが効きやすいことが知られています。

　病気は仙骨と骨盤の腸骨を結合する仙腸関節からはじまり、その後、腰の骨からしだいに上の方（首の骨）に向かって広がっていきます。炎症は骨盤、アキレス腱、足の裏などの腱（けん）が結びつく部位（腱付着部）にも起こります。また、背骨をつなぐ股、膝、肩などの大きな関節にも炎症を起こします。若く発病する患者さんでは股関節の炎症からはじまる方もいます。

　痛みは骨盤や腰からはじまり、患者さんによって進行のしかたは違いますが、しだいに腰や首、股関節、腱付着部などに、左右同時（左右対称性）に広がっていきます。病気が重い場合には微熱など体温の上昇もみられ、また炎症が続くとしだいにその部位は骨の組織に変化していき、からだの姿勢が固まっていきます。外気温が下がると痛みを強く訴える患者さんもいますが、痛みの程度は病気の勢いや障害の進み具合に関連があります。

体軸性脊椎関節炎（強直性脊椎炎・X線基準を満たさない体軸性脊椎関節炎）　症　状

Q10 炎症性腰背部痛とはどのような症状ですか？

　お尻・腰・背中の痛み（腰背部痛）やこわばり感は多くの体軸性脊椎関節炎の患者さんにみられる最初の症状です。痛みやこわばりの原因は主に炎症であることから、炎症性腰背部痛とよばれます。この痛みは安静により改善せず、運動により軽くなる特徴があります。しばしば、痛みのため夜間に目を覚ましたり、朝起きた直後に症状が悪化したりします。2009年に国際脊椎関節炎評価会（ASAS）により発表された炎症性腰背部痛の基準を紹介します（表）。

　通常、痛みは左右両方に同じように起こり、少しずつ強くなってきます。痛みやこわばりのため背中の動きは制限され固くなります。しかし、痛みの出はじめの頃には、左右のいずれかであったり、出たり消えたりすることもあります。なかには、からだを動かすのも難しいほどの強い痛みを経験する患者さんもいます。

　痛みはお尻、腰、太ももから少しずつ胸や首など上の方に移り、広がります。背骨（胸椎）と肋骨をつなぐ関節に病気が及ぶと、胸が痛んだり、呼吸による肋骨の広がりが制限されます。首に病気が広がれば頭や首の痛みや動きの制限が起こります。

　無理な姿勢や動きが原因で健康な人に起こってくる一般的な腰痛は、炎症性腰背部痛とは異なり、安静により軽くなり、運動により悪化します。多くは数週間の経過で痛みは消失します。

表　ASASによる炎症性腰背部痛の基準（2009年）

・発症時の年齢＜40歳
・緩徐な発症
・運動により改善する
・安静では改善しない
・夜間の痛み（起き上がると改善する）

5項目中4項目に合致すれば炎症性腰背部痛
文献1をもとに作成

◆ 文　献

1 ） Sieper J, et al：New criteria for inflammatory back pain in patients with chronic back pain: a real patient exercise by experts from the Assessment of SpondyloArthritis international Society (ASAS). Ann Rheum Dis, 68：784-788, 2009

体軸性脊椎関節炎（強直性脊椎炎・X線基準を満たさない体軸性脊椎関節炎）　　症　状

関節痛以外にどのような症状が出ますか？

ぶどう膜炎、炎症性腸疾患（クローン病、潰瘍性大腸炎を含む腸の炎症）、乾癬、心血管障害など、関節以外に全身の臓器にも病気が起こることがあります。

①**ぶどう膜炎**：強直性脊椎炎の患者さんの20～30％にぶどう膜炎が起こります。眼の前方にある虹彩と毛様体（p.12参照）に突然に炎症を起こすことが多く、通常は左右いずれかに起こり、眼の痛み、頭痛、まぶしさ、かすみ、眼球の赤み、涙目などの症状がみられます。眼の症状と関節の症状は関連しないことが多いです。再発がよくみられます。

②**腸の炎症**：お腹に症状のない患者さんにも、内視鏡検査を行うと小腸や大腸の粘膜に炎症がみつかることがあります。さらに、炎症性腸疾患といわれるクローン病や潰瘍性大腸炎を合併することもあります。

③**乾癬**：皮膚から少し盛り上がった赤い発疹（ほっしん）の上に、銀白色のフケのような垢（あか）が付着し、ポロポロとはがれ落ちる病気です。患者さんの10％程度がこの皮膚の病気を合併します。

④**大動脈と心臓の障害**：大動脈の根元（大動脈基部）、心臓の弁（弁尖）、左右の心室を隔てる壁（心室中隔）に炎症が起こり、大動脈弁閉鎖不全症、狭心症・心筋梗塞、不整脈などの心臓の病気を起こすことがあります。大動脈弁閉鎖不全症は心臓の出口である大動脈弁の閉まりが悪くなり、心臓から大動脈に押し出された血液が再び心臓内に逆流する病気です。

⑤**その他**：肺の病気（肺の上部の線維化）、腎臓病（蛋白尿・血尿）、腎結石などがみられることがあります。

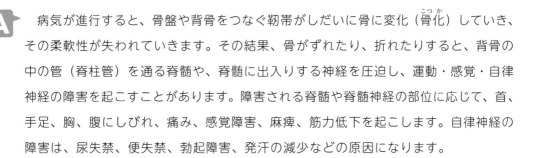

Q12 強直性脊椎炎で足のしびれなどの神経症状が出ることはありますか？

　病気が進行すると、骨盤や背骨をつなぐ靭帯がしだいに骨に変化（骨化）していき、その柔軟性が失われていきます。その結果、骨がずれたり、折れたりすると、背骨の中の管（脊柱管）を通る脊髄や、脊髄に出入りする神経を圧迫し、運動・感覚・自律神経の障害を起こすことがあります。障害される脊髄や脊髄神経の部位に応じて、首、手足、胸、腹にしびれ、痛み、感覚障害、麻痺、筋力低下を起こします。自律神経の障害は、尿失禁、便失禁、勃起障害、発汗の減少などの原因になります。

　強直性脊椎炎とよく似た症状が起きる病気として、腰椎の椎間板ヘルニアがあります。20〜40歳代の男性に多い病気で、腰痛、足の痛みやしびれ、歩行障害が起こります。背骨と背骨の間にある椎間板はゼラチン状の髄核とそれを包む線維輪よりなりますが、線維輪が破れ、中の髄核が飛び出して、神経を圧迫することにより病気の症状が起こります。強直性脊椎炎では腰痛やこわばりがいつの間にか出現し、ゆっくり進行するのに対して、椎間板ヘルニアは仕事、スポーツ、外傷、重たいものを持ったとき、など何らかのきっかけから突然に発病することが多く、痛みは運動により悪化します。

体軸性脊椎関節炎（強直性脊椎炎・Ｘ線基準を満たさない体軸性脊椎関節炎）　　症　状

骨粗しょう症や骨折が起こりやすいと聞きましたが本当ですか？

　　骨粗しょう症は最も多い合併症の１つです。骨粗しょう症による背骨の骨折の発生率は、強直性脊椎炎の患者さんでは一般の人の２倍以上といわれています。また、一生の間に背骨に骨折を起こすのは、患者さん全体の５〜15％程度といわれています。骨折は首の骨に多く、脊髄や脊髄神経の圧迫により麻痺を起こすこともあります。骨粗しょう症は病気の勢いが持続している患者さんや、発病して長い期間経過した患者さんがなりやすく、注意が必要です。

　　骨粗しょう症は「骨強度の低下によって、骨折のリスクが増大してしまう骨・骨格の障害」と定義されています。つまり、それほど強くない衝撃や外力で背骨が骨折してしまうような、骨の脆くなった状態（脆弱性骨折）のことです。転倒、尻もちだけでなく、少し重いものを持ったという程度のことでも骨折を生じることがあります。骨の強さを維持するためには、骨の密度だけでなく、バランスのとれた食事と適度の運動による骨の質の向上も重要です。

体軸性脊椎関節炎（強直性脊椎炎・X線基準を満たさない体軸性脊椎関節炎）　　検 査

どのような検査を行いますか？ 検査で何がわかりますか？

　体軸性脊椎関節炎の病気を診断し、また病気の勢い（疾患活動性）を単独で評価できる臨床検査はありません。しかし、患者さんの痛みの強さ、関節の曲げ伸ばしの機能、画像検査（X線検査、MRI検査）でわかる関節の障害に、血液検査でわかる炎症の程度を組合わせることにより、病気の診断や活動性を総合的に評価できます。活動性の高い患者さんでは、しばしば血清CRP値や赤血球沈降速度（赤沈値）が増加します。しかし、活動性のある患者さんでも正常なこともあります。また、CRPや赤沈値以外にも、疾患活動性に関連して、貧血やアルカリホスファターゼ（ALP）の増加を認めることがあります。

　体軸性脊椎関節炎を診断するためには、似た症状をもつ病気ではないことを確認していく必要がありますが、そのなかにはリウマトイド因子（RF）、抗CCP抗体、抗核抗体などの血液検査が役に立つ病気（リウマチなど）があります。また、炎症の程度をみるCRPや赤沈値は病気の活動性や治療の反応を評価する際に参考になりますし、一般的な検査も合併症や治療薬の副作用を早く見つけるのに役立ちます。

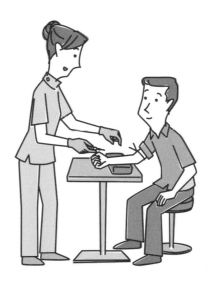

体軸性脊椎関節炎（強直性脊椎炎・Ｘ線基準を満たさない体軸性脊椎関節炎）　　検　査

HLA検査で何がわかりますか？ HLA検査は必要ですか？

　　HLA-B27遺伝子（p.18参照）は脊椎関節炎に含まれるすべての病気に関連していることが知られていますが、特に体軸性脊椎関節炎と深い関連があり、病気の発症にかかわる最も重要な遺伝子です。欧米では、強直性脊椎炎の患者さんの90％以上がHLA-B27を保有しており、このうち5～10％程度に病気を発症することが報告されています。欧米ではHLA-B27を保有する人が国民全体の5～10％にいますが、日本人でHLA-B27を保有する人は0.3％ほどで、きわめて少なく、この病気が日本人に少ないのはこのためです。このように、HLA検査は体軸性脊椎関節炎、特に強直性脊椎炎の診断にとても役立つ検査ですが、残念ながら、現在のところ保険がききません。

　　ただ、保険がきかない検査であっても、早期の診断あるいは診断の確定が治療上必要であれば、HLA-B27の測定はすすめられます。

体軸性脊椎関節炎（強直性脊椎炎・X線基準を満たさない体軸性脊椎関節炎）　　検　査

X線検査で何がわかりますか？ どれくらいの頻度で受ける必要がありますか？

　　強直性脊椎炎の診断では、X線検査で仙腸関節（仙骨と腸骨を結合する関節）の骨びらん（骨の一部が壊れる）、骨化（骨盤や背骨をつなぐ靭帯が骨に変わる）、関節裂隙の拡大・狭小化（関節のすき間が広がったり、狭くなったりする）、強直（靭帯の骨化が進み、仙骨と腸骨がくっついて固まってしまう）などの所見の有無が重要になります。また、背骨にも炎症が起こり、骨びらん、骨化が進行します。X線検査で、このような骨びらんや骨化などの変化をみることで病気の状態を知ることができます。

　　骨盤および背骨のX線検査を1年ごとに実施することにより、病気の進行の程度を追跡できます。

体軸性脊椎関節炎（強直性脊椎炎・X線基準を満たさない体軸性脊椎関節炎）　　検　査

MRI 検査で何がわかりますか？ MRI 検査は必要ですか？

MRI 検査は体軸性脊椎関節炎の診断や病気の進行をみることができる重要な画像検査です。

MRI 検査により、X線検査ではわからない、仙腸関節（仙骨と腸骨の間）の炎症の有無を評価できます。炎症と判断されるのは、骨盤や背骨の関節周囲の骨髄浮腫（炎症によるむくみ）として描出される所見です。ただし、癌の骨転移、細菌による感染、骨盤の骨折、運動選手のような激しい運動や出産による仙腸関節へのストレスでも同様の所見が出現することがあり、注意が必要です。

MRI 検査により、炎症に引き続き起こってくる、仙腸関節や背骨のその他のさまざまな構造の変化をみることも可能です。

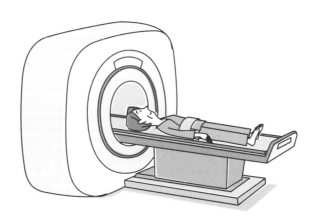

体軸性脊椎関節炎（強直性脊椎炎・X線基準を満たさない体軸性脊椎関節炎）　　検　査

他に必要な画像検査はありますか？

　現在、強直性脊椎炎（体軸性脊椎関節炎）の病気の診断や進行を評価する画像検査としては主にX線検査とMRI検査が用いられます。その他に、CT検査、関節エコー（超音波）検査、骨シンチグラフィなどの検査が利用されることがあります。

　CT検査では骨びらんや靱帯の骨化などの骨の変化をX線検査よりも詳しくみることができます。しかし、CT検査はX線検査よりも放射線の被ばく量が増えること、また炎症の状態を評価するにはMRI検査の方が優れていることから、日常診療で用いられることは少なくなっています。

　関節エコー検査は手足の関節の炎症の部位や状態を評価するのには優れた検査です。しかし、仙腸関節や脊椎（背骨）の検査には適していません。

　骨に病気が発生すると、古い骨の吸収（骨吸収）と新しい骨の形成（骨形成）のバランスが崩れてしまいますが、骨シンチグラフィはこの骨形成を反映する検査です。体軸性脊椎関節炎では過剰な骨形成が起こることから、病気の活動性がある関節の部位を知ることができます。ただし、被ばく量が多いことなどから日常診療ではあまり行われていません。

体軸性脊椎関節炎（強直性脊椎炎・Ｘ線基準を満たさない体軸性脊椎関節炎）　　　薬物治療

Q19 治療にはどのようなものがありますか？ どの薬を使うか、どのように決めますか？

　　体軸性脊椎関節炎に対する薬物治療としては、まずはじめに非ステロイド性抗炎症薬（NSAIDs）、つまり消炎鎮痛薬（痛み止め）が使用されます。NSAIDs は一般的に頭痛や腰痛、関節痛などさまざまな痛みに対して使用されますが、特に体軸性脊椎関節炎患者さんの痛みに対しては効果があることが知られています。NSAIDs を使用しても効果が不十分な場合には、その症状が末梢の関節（膝など）であればリウマチでも使用されるアザルフィジン®EN（サラゾスルファピリジン）の内服投与や、関節局所へのステロイド注射が行われます。しかし、これらの薬剤でも症状が良くならない場合には生物学的製剤が使用されます。強直性脊椎炎に対しては TNF 阻害薬と IL-17 阻害薬が使用可能であり、Ｘ線基準を満たさない体軸性脊椎関節炎では IL-17 阻害薬が使用可能です。TNF 阻害薬にはレミケード®（インフリキシマブ）とヒュミラ®（アダリムマブ）が、IL-17 阻害薬にはコセンティクス®（セクキヌマブ）、トルツ®（イキセキズマブ）、ルミセフ®（ブロダルマブ）があります。これら、生物学的製剤の効果がない、または効果が減弱してしまう場合には、別の生物学的製剤への変更も考慮します。ただ、リウマチや乾癬などで使われるアクテムラ®（トシリズマブ）、ケブザラ®（サリルマブ）、オレンシア®（アバタセプト）、ステラーラ®（ウステキヌマブ）、トレムフィア®（グセルクマブ）、スキリージ®（リサンキズマブ）などの薬剤の体軸性脊椎関節炎への有効性は認められていません。

　　治療薬の選択については、患者さんの病状（疾患活動性）や薬剤による副作用、併存症、経済的な状況（医療券の有無など）なども含めて検討し、患者さんと相談をしたうえで決定されます。

体軸性脊椎関節炎（強直性脊椎炎・X線基準を満たさない体軸性脊椎関節炎）　薬物治療

非ステロイド性抗炎症薬（NSAIDs）の効果と副作用について教えてください

　NSAIDs（エヌセイズ）は、体軸性脊椎関節炎患者さんに対して最初に使用される薬剤です。体軸性脊椎関節炎の患者さんへの効果は、一般的な腰痛の患者さんへの効果に比べて高い（よく効く）ことが知られており、さらに、脊椎関節炎に伴う脊椎の強直の進行を抑える効果があるという研究結果があります。また、その効果は特に炎症の数値であるCRPが高い方でより効果を発揮するという研究結果もあります。一方で、NSAIDsの使用は脊椎病変の進行には影響を与えないという研究報告もあります。いずれにせよ、ただ単に痛みを和らげる意味だけでなく、痛みの原因となる炎症を抑える薬ですので、痛みがあるのであれば躊躇せず、積極的に内服することが重要です。「ずっと飲んでいると効果が弱まってしまうのでは？」という声も聞きますが、効果が弱まってしまうというよりも、そのときに病気が悪くなっているために痛みがおさまらなくなっている可能性があります。一方、痛みがなく炎症反応が上昇していない方では、症状に合わせてNSAIDsの内服を調節しても構いません。痛みがあるときだけ内服する方法をとる場合もあります。

　NSAIDs内服中は副作用に注意が必要です。一般的に胃腸障害（消化性潰瘍）や腎機能障害の副作用が知られています。NSAIDsを長期に内服する際は、胃薬といっしょに内服したり胃腸への負担を少なくした薬剤〔COX-2阻害薬（コックスツー）：セレコックス®（セレコキシブ）など〕に変更するのがよいでしょう。腎機能障害については、なかなか予防方法がないため、定期的に血液検査で確認が必要です。NSAIDsを適正な用量以上に内服してしまうと副作用が出やすくなるため、正しい用法、用量で内服してください。

体軸性脊椎関節炎

Part 2

体軸性脊椎関節炎（強直性脊椎炎・Ｘ線基準を満たさない体軸性脊椎関節炎）　薬物治療

Q21 ステロイドや抗リウマチ薬は有効ですか？

　ステロイドによる治療は、体軸性脊椎関節炎に対しては末梢関節への局所投与（関節内注射または付着部への注射）のみ有効であるとされており、内服による治療は国際的にも推奨はされていません。しかし、関節や腱への注射は、頻繁に行うことにより関節破壊や腱の劣化を引き起こす可能性もあります。痛みが強い場合に少なくとも2〜3週間以上の間隔を開けて1〜2回程度注射を行ってみても、もしそれ以上痛みがくり返すようであれば、別の薬剤による治療強化が必要です。

　抗リウマチ薬は、体軸症状（首、背中、腰の痛み）には効果がなく、末梢の関節炎にはアザルフィジン®EN（サラゾスルファピリジン）が有効な場合がありますが、体軸性脊椎関節炎には保険がききません。また、その他のリウマトレックス®（メトトレキサート）、アラバ®（レフルノミド）などは保険がきかないだけでなく、体軸症状および末梢関節炎に対しても有効性に乏しいとされています。治療薬の選択については、主治医と相談をして納得したうえで開始するようにしましょう。

体軸性脊椎関節炎（強直性脊椎炎・X線基準を満たさない体軸性脊椎関節炎）　　**薬物治療**

Q22 生物学的製剤はどのような場合に使いますか？

 　生物学的製剤は、非ステロイド性抗炎症薬（NSAIDs）や抗リウマチ薬、局所への ステロイド注射による治療を行っても病状（疾患活動性）が改善しない場合に使用を 検討します。病状は、患者さんの症状や採血での炎症反応〔CRP または赤血球沈降速 度（赤沈）〕から判断します。また、その他に BASDAI、または ASDAS という指標 が用いられることがあります※。BASDAI が 4 以上、または ASDAS が 2.1 以上であ る場合、病状が悪い（疾患活動性が高い）と判断します。さらに、CRP の上昇や MRI 検査で炎症所見があり、脊椎関節炎の専門医から生物学的製剤を使用した方がよい、 という意見があれば患者さんへお話しし、導入することとなります。逆に、それ以前 の治療薬によって症状が安定しており疾患活動性が低い場合には、生物学的製剤によ る治療は通常行いません。生物学的製剤を使用することによる脊椎の強直抑制（背骨 の強直を防ぐ）効果は、長期に使用すれば期待できると考えられているものの、証明 はされていません。そのため、「症状がないけれども背中が強直しないために予防的 に生物学的製剤を使用する」ということは行いません。

　ただし、脊椎の強直が進みやすい要素として、喫煙者、CRP が高い、ASDAS が高 い、すでに脊椎の強直が画像でみられる、MRI 検査で炎症がみられる、HLA-B27 を もっている、などが知られています。これらの要素があり、症状が強い方では、生物 学的製剤の投与を検討した方がよいでしょう。

※病状の評価指標について

　BASDAI は①倦怠感の程度、②脊椎の痛み、③関節の痛み、④触れたり押したりし たときの不快感、⑤朝のこわばりの程度、⑥朝のこわばりの持続時間、の 6 項目を 0～ 10 の数字で記し、以下の式で計算します。4 以上の場合に、病状が悪い（疾患活動性 が高い）と判断します。

　BASDAI ＝ {①＋②＋③＋④＋（⑤＋⑥）÷ 2}÷ 5

　ASDAS は患者さんの全般評価（PGA）と上記②、③、⑥と CRP または赤沈の値を 用いて計算をします（複雑な計算なので専用の計算機で算出）。1.3 未満は疾患活動性 なし、2.1 未満は低疾患活動性、3.5 以下は高疾患活動性、3.5 を超える場合は超高疾 患活動性と判断します。

Part **2**

● **体軸性脊椎関節炎** ●

体軸性脊椎関節炎（強直性脊椎炎・X線基準を満たさない体軸性脊椎関節炎） 薬物治療

23 生物学的製剤の効果と副作用について教えてください

　生物学的製剤とは、遺伝子工学的につくった抗体などのタンパク質によって、炎症にかかわる物質を直接抑えて治療を行うものです。体軸性脊椎関節炎の治療で使用されるTNF阻害薬、IL-17阻害薬は、それぞれTNF、IL-17という炎症を起こすタンパク質の働きを抑える抗体で、投与することで炎症を抑え、症状を緩和する薬剤です。多くの患者さんで有効であり、効果がみられるのも比較的早く（投与2〜4週後には症状が和らぐ人もいます）、その効果も長期に持続します。しかし長期に使用していることで効果が弱まることもあります。これは、投与した薬剤をからだが異物とみなしてしまい、これに対する抗体が体内でつくられることで、薬剤の効果が弱まると考えられています。このような場合や、薬剤による副作用（アレルギーなど）があれば、別の薬剤へ変更します。

　副作用としては、一番問題になるものは感染症です。TNFやIL-17といった炎症性の物質は、感染症を防ぐ役割も担っており、それを抑えることで細菌や真菌などを含む感染症の危険性が高くなります。そのため、生物学的製剤をはじめるにあたっては、事前に胸部X線やCT、採血で感染症の検査を行う必要があり、また投与中は定期的に診察、採血、X線などの検査で感染症がないことを確認します。その他の副作用としては、レミケード®（インフリキシマブ）では、点滴投与する際の発熱や皮疹、血圧低下などの症状（投与時反応）がみられることがあり、その他の皮下注射製剤では、注射した場所の発赤や熱感、かゆみなどの症状（投与部位反応）がみられることがあります。また、IL-17阻害薬では、クローン病や潰瘍性大腸炎を悪化させる可能性があるため、これらの病気がある患者さんには十分に注意して使用します。

体軸性脊椎関節炎（強直性脊椎炎・X線基準を満たさない体軸性脊椎関節炎）　　薬物治療

Q 24 1つの生物学的製剤の効果がなかった場合、どうしますか？

体軸性脊椎関節炎に対する生物学的製剤としては、TNF阻害薬であるレミケード®（インフリキシマブ）、ヒュミラ®（アダリムマブ）のいずれか、または、IL-17阻害薬であるコセンティクス®（セクキヌマブ）、トルツ®（イキセキズマブ）、ルミセフ®（ブロダルマブ）のいずれかが用いられます。生物学的製剤の効果が最初からみられない場合には、通常、TNF阻害薬を使っていればIL-17阻害薬のいずれか、IL-17阻害薬を使っていればTNF阻害薬のいずれかに変更します。また、TNF阻害薬では、しばらくは効果がみられたものの、その後に効きが悪くなる場合があります。この場合には、もう一方のTNF阻害薬に変更すれば効果がみられることが多いとされています。

今後はリウマチで使用されているヤヌスキナーゼ（JAK）阻害薬が体軸性脊椎関節炎でも使われるようになる可能性があり、その場合には生物学的製剤の効果がない場合の選択肢となるかもしれません。

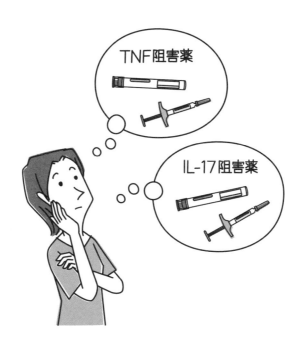

体軸性脊椎関節炎（強直性脊椎炎・Ｘ線基準を満たさない体軸性脊椎関節炎） 薬物治療

25 ぶどう膜炎に対してどのような治療がありますか？

　　脊椎関節炎の関節以外の症状には、ぶどう膜炎（p.12参照）があります。ぶどう膜のうち、前方にある虹彩<ruby>虹彩<rt>こうさい</rt></ruby>や毛様体<ruby>毛様体<rt>もうようたい</rt></ruby>に炎症をきたし、眼の充血や羞明<ruby>羞明<rt>しゅうめい</rt></ruby>（まぶしさ）、痛み、見えづらさが出現します。そのような症状があれば、早めに眼科を受診し、脊椎関節炎であることを伝えてください。眼科では通常、炎症の強さによって、点眼薬やステロイドの注射、内服などの治療を行います。ステロイドの内服は眼科の担当医の指示に従って正しく飲むことが必要で、急に中止することでからだの調子が悪くなることもあります。また、感染症ではないぶどう膜炎に対して TNF 阻害薬であるヒュミラ®（アダリムマブ）が保険がきくようになっています。そのため、今までの治療で難治性の場合や、再発をくり返す場合には、TNF 阻害薬の投与が検討されます。

　　ぶどう膜炎をくり返すことにより、ステロイド投与に伴う白内障になったり、炎症による癒着から緑内障になることもあるため、症状があれば早めに眼科を受診することと、眼科医の指示に従い治療を継続することが重要です。また一度ぶどう膜炎を起こした方は、再発したときのために点眼薬を家に用意しておくとよいでしょう。

体軸性脊椎関節炎（強直性脊椎炎・X線基準を満たさない体軸性脊椎関節炎）　薬物治療

いつまで治療を続けなくてはいけないのですか？ 中止できますか？

Part 2

● 体軸性脊椎関節炎 ●

　生物学的製剤は、その効果が早期から現れ、長期に持続することが特徴です。長期に安定していると、「病気は治ってしまって、このまま生物学的製剤をやめることができるのではないか？」と思うかもしれません。しかし、実際に強直性脊椎炎患者さんに対しTNF阻害薬を使用して寛解（治ったのと同じような状態）に達した患者さんに対して、TNF阻害薬を中止するという試験が海外で行われたのですが、結果的には約半年ほどでほとんどの患者さんが再燃し、TNF阻害薬の再投与を必要としました。そのことから、強直性脊椎炎患者さんでは寛解に達していても生物学的製剤をやめることは難しいということがいわれています。ただし、その一方で発病早期では中止することができた患者さんが約半数くらいいたという研究結果もあります。

　IL-17阻害薬については、承認されてから期間が短いため、中止後に再燃するかどうかの研究結果はまだありません。今後、生物学的製剤を使用する患者さんが増えてくれば、実際にどういう人が中止することができるのか、解明されるかもしれません。

　体軸性脊椎関節炎は治療によって治る病気ではなく、古くから、慢性的に進行する病気であることが知られています。そのため、体軸性脊椎関節炎の治療の目標は、完全に治すことではなく、炎症による痛みを抑えるとともに、強直の進行を防ぐことにあります。その進行は人それぞれなので、脊椎が早期から強直してしまう方もいれば、ずっと強直しない方もいます。同様に、痛みもずっと持続する方もいれば、あまり痛みが強くない方もいます。ただし、痛みについては、年齢により症状が減弱する方もいるようです。そのため、もしかしたら非ステロイド性抗炎症薬（NSAIDs）や抗リウマチ薬、生物学的製剤を減量したりやめたりすることができる方もなかにはいるかもしれません。しかしそれを証明した研究結果は今のところありません。ご自身の症状と採血検査、X線検査の結果をみながら担当医と治療の継続、減量、中止について相談してみてください。

体軸性脊椎関節炎（強直性脊椎炎・X線基準を満たさない体軸性脊椎関節炎）　　外科治療

Q27 どのような手術がありますか？

　強直性脊椎炎に関連する手術としては、人工股関節全置換術、脊椎矯正固定術があります。

　人工股関節全置換術（図1）は、股関節の痛みを少なくして動きを良くすることをめざして、関節部分を人工物に置き換えます。股関節は骨盤と大腿骨から構成されているので、骨盤は股関節の表面を受け皿状にならして人工物（シェル）で覆い、大腿骨には楔（くさび）を差し込んで"骨頭"とよばれる球面状のものを先端につけます。受け皿（シェル）に球面（骨頭）をはめることで、痛みなく滑らかに動く人工股関節ができあがります。もともとの状態にもよりますが、手術翌日からリハビリを開始して1〜2週間で歩けるようになります。

　脊椎矯正固定術（図2）は、大きく曲がった背中の骨をまっすぐにしてバランスを整えることを目的として行います。曲がりの強い部分の骨を削ってまっすぐにして、背骨を金属製のスクリューと棒（ロッド）で固定します。背骨を折ってしまったときも、同様に固定術を行います。もともとの状態にもよりますが、手術翌日からリハビリを開始して、なるべく早期に歩く練習をはじめます。この手術は全国的にみても件数が少なく難しいので、大学病院など大きな施設で行われています。

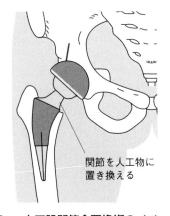

関節を人工物に置き換える

図1　人工股関節全置換術のイメージ

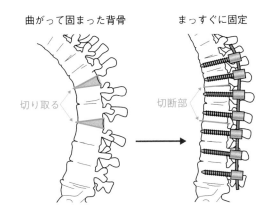

曲がって固まった背骨　　まっすぐに固定

切り取る　　切断部

図2　脊椎矯正固定術のイメージ
中央付近の2箇所を楔型に切り取り（灰色部）、矯正固定した場合のイメージ

体軸性脊椎関節炎（強直性脊椎炎・Ｘ線基準を満たさない体軸性脊椎関節炎）　　外科治療

Q 28 どのような状態になると手術が必要になりますか？

人工股関節全置換術

　股関節に炎症があると痛みを感じ、慢性に経過すると動きが悪くなってくることがあります。さらに、股関節の痛みが強く、動きが悪くなってくると日常生活に支障をきたすことがあります。立つ、座る、歩くなどがつらくなったときには人工股関節全置換術を考えます。人工股関節の耐用年数は数十年といわれていますが、ゆるんだり、感染したりしたときには再手術が必要になることがあります。

脊椎矯正固定術

　背骨がくっついていく過程で、背中の曲がりが強くなることがあります。背中が大きく曲がった状態で強直すると、前方や上を見ることが難しくなってしまいます。バランスがとりづらく転びやすくなることもあります。このようなときには脊椎矯正固定術を考えます。また強直した背骨はしなりがなくなるので、折れやすくなります。背骨を骨折した場合は、早期に立ち上がれるようにするために、骨折した場所を固定する手術が必要になります。

体軸性脊椎関節炎（強直性脊椎炎・X線基準を満たさない体軸性脊椎関節炎）　　治療全般

Q29 運動療法について教えてください

　　運動療法は体軸性脊椎関節炎患者さんにとって重要な治療の1つと考えられています。体軸性脊椎関節炎に特徴的な症状である炎症性腰背部痛は、夜間から明け方に強く、安静で悪化し運動で軽減するお尻・腰・背中の痛み（腰背部痛）です。つまりストレッチや体操など、動かすことで症状が軽減するということです。運動療法をすることで脊椎の強直を防ぐという証明はされていませんが、症状を緩和したり、非ステロイド性抗炎症薬（NSAIDs）を減らしたりすることができる可能性はあります。また、運動をすることで、からだの柔軟性を改善したり、関節の可動域を維持・拡大したり、姿勢を改善したりすることが期待できるとともに、適度な疲労により心地よい睡眠をもたらしたり、心臓・血管系の機能や筋力を維持することにもつながります。ただし、体軸性脊椎関節炎患者さん全員が一律に実施できる運動療法はなく、脊椎の強直の有無や程度、関節の手術の既往、併存する心臓や肺の病気、妊娠の有無によって、できるものとできないものがあります。運動療法を行う際には、事前に主治医に注意すべき点などを確認し、ジムのトレーナーや理学療法士の指導のもと行う場合には、この病気のことを理解してもらい、医師からの注意点を伝える必要があります。また、運動中に気分が悪くなることや、息切れやめまい、不快感があれば、無理をせずに中止して医師に相談をしてください。

　　具体的な内容は、AS友の会のホームページ内にある療養の手引きや日本脊椎関節炎学会のホームページ内にある「AS患者さんのための体操教室」を参照ください[1, 2]。

◆ 文献
1）AS友の会：強直性脊椎炎 療養の手引き. 2016
　　http://www5b.biglobe.ne.jp/~asweb/QandA/AS_medical_treatment_manual_v3r.pdf
2）日本脊椎関節炎学会：AS患者さんのための体操教室
　　http://www.spondyloarthritis.jp/common/img/pamphlet.pdf

体軸性脊椎関節炎（強直性脊椎炎・X線基準を満たさない体軸性脊椎関節炎）　日常生活

 日常生活において気をつけることはありますか？

 体軸性脊椎関節炎患者さんが日常生活で気をつけるべきことを以下にあげます。

・まずご自身の病気をよく知ることが重要です。難病情報センター、厚生労働省のホームページ、日本脊椎関節炎学会のホームページ等で正しい情報を入手し、正しい知識をもって病気に向き合いましょう。

・喫煙者はそうでない人に比べて脊椎の強直が進行しやすいことが知られています。まずは禁煙しましょう。電子タバコもだめです。喫煙は薬物中毒の1つです。禁煙外来などでの治療をおすすめします。

・病気に良い食物、悪い食物というものは特にありません。バランスの良い食事を取ることです。体重が増えすぎないようにすることも大事です。また病気を良くするサプリメントなどもありません。「病気を良くする」などと宣伝しているものを信用しないでください。

・体軸性脊椎関節炎があるからといって仕事ができなくなるわけではありません。ただし、症状には波があるため、上司や同僚に理解してもらえるように自分の病気について説明し、なかなか理解が得られない場合には、医師に診断書（病名、治療内容、病状には波があることや、同じ姿勢で症状が強くなることなど）を書いてもらうこともよいでしょう。

・車の運転をする場合、首の骨の動きが悪い方は注意が必要です。バックミラーをバックモニターにする、追加のミラーを取り付けるなどの工夫も良いようです。ただし、長時間の運転で症状が悪化する可能性があるため、定期的に休憩する、からだを伸ばすなどの運動をすることが必要です。また、体軸性脊椎関節炎では骨折しやすいため、日常生活では十分に注意してください。

・性生活については、健常な方と同様に行うことが可能です。妊娠や出産に際して、この病気の影響はありません。女性では、仙腸関節（骨盤後面の関節）が強直した場合、分娩が難しくなる場合もありますが、帝王切開で安全に出産することも可能です。もう1つ注意すべきは、使用している薬剤についてです。詳細はPart3（p.114）を参照ください。

体軸性脊椎関節炎（強直性脊椎炎・X線基準を満たさない体軸性脊椎関節炎）　　その他

この病気で内視鏡などの検査や手術を受けるときに注意することは何ですか？

　　内視鏡検査を行うときには、内視鏡を入れやすいように首や背中を動かしたりします。また全身麻酔をかけるときには首をそらして顎を出すような姿勢にしたり、腰椎麻酔をかけるときには背中を丸めたりします。首や背中が固まっているときには、このような検査や手術を行うときの姿勢をとることが難しくなります。

　　首がまっすぐになっていたり、顎を痛めていたりすると、口が開きにくいこともあります。強直した骨は弱いため、不意に動いてしまわないように、ゆっくりと麻酔から覚めるようにしてもらうことも重要です。胸の動きが悪くて肺活量が少なくなっているときは、手術後に肺の合併症を起こしやすいと考えてください。検査中や入院中のベッドを背骨の形に調整してもらうと、痛みを少なくすることができるかもしれません。

　　検査や手術を受ける前に、あらかじめ担当医に相談しておくようにしてください。

体軸性脊椎関節炎（強直性脊椎炎・Ｘ線基準を満たさない体軸性脊椎関節炎）　その他

 会社にもっと障害を理解してもらう方法はありますか？

　　あなたの周りに強直性脊椎炎について知っている人は少ないと思います。「じっとしても痛いこと」、「日によって痛みが変わること」、「関節や背中が固まって動きづらいこと」、このようにあなたが困っていることは、口に出して伝えることではじめてわかってもらえます。すぐにわかってもらえず何回も同じことを伝える必要があるかもしれませんが、周りの人にあなたが困っていることを教えてあげてください。

　　時には手続き上など病院からの診断書が必要なことがあるかもしれません。そのような場合は担当医に相談してください。

Part **2**

◉体軸性脊椎関節炎◉

体軸性脊椎関節炎（強直性脊椎炎・X線基準を満たさない体軸性脊椎関節炎） その他

専門医を探すにはどうすればよいですか？

 　強直性脊椎炎は稀な病気のため、専門的治療を行える施設が少ないかもしれません。しかし、日本リウマチ学会専門医や日本整形外科学会認定リウマチ医の資格をもっていれば、強直性脊椎炎についてある程度の知識はもっています。このような医師がいる施設の外来を受診して、必要に応じて強直性脊椎炎の専門的診療を行っている医師を紹介してもらうといいでしょう。またAS友の会のHP[1]にも情報が載っていますので、参考にしてください。

　また、各都道府県には厚生労働省の難病相談支援センターが設置されており、専門医についても相談することができます。

◆ 文献

1）日本AS友の会
　 http://www5b.biglobe.ne.jp/~asweb/tomonokai/JASC.html

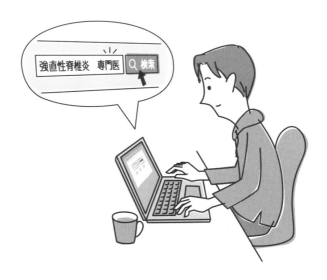

体軸性脊椎関節炎（強直性脊椎炎・X線基準を満たさない体軸性脊椎関節炎）　　その他

34 強直性脊椎炎と診断されると、全員が難病指定されるのですか？

　強直性脊椎炎と診断されても全員が難病指定されるわけではありません（指定難病についてはp.117をご参照ください）。

　強直が進行した方や、炎症の活動性が高い方はより高度な医療が必要となります。厚生労働省が定めている基準[1]を満たすと難病指定される可能性があります。担当医に相談してください。

◆ 文献

1）厚生労働省：平成27年7月1日施行の指定難病（告示番号111〜306）：271. 強直性脊椎炎
https://www.mhlw.go.jp/stf/seisakunitsuite/bunya/0000079293.html

Part 2

◉体軸性脊椎関節炎◉

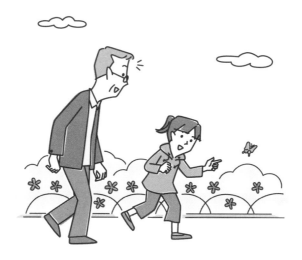

Part2
ご自身の病気について、さらに詳しく知りたい方へ

乾癬性関節炎または乾癬を伴う脊椎関節炎

乾癬性関節炎または乾癬を伴う脊椎関節炎 　　　　　　　　　　　　　　病　気

Q1 乾癬性関節炎とはどのような病気ですか？ 関節症性乾癬とは違うのですか？

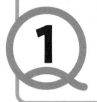

　　乾癬性関節炎は、乾癬とよばれる慢性の皮膚の病気を患っている患者さんに痛みや腫れなどを引き起こす病気です。乾癬の約 10 〜 15 ％に乾癬性関節炎を発症します。また男性と女性の比率は等しく、多くの患者さんは、最初に乾癬の皮膚症状を認め、5 年から 10 年の経過を経て関節炎の症状が出現することが多いです。しかし、約 10 ％の患者さんには乾癬が現れる前に関節炎が先に発症します。

　　乾癬性関節炎と関節症性乾癬は同じ病気です。

乾癬性関節炎または乾癬を伴う脊椎関節炎　　　　　　　　　　　　　　　病　気

 乾癬や乾癬性関節炎の患者さんは
何人くらいいるのですか？

　日本では人口の約0.3〜0.4％（約45万人）の乾癬患者さんがいるといわれています[1〜3]。そのうち、乾癬性関節炎患者さんの数は、乾癬患者さん全体の10〜15％（約5万人）といわれています。

◆ 文 献

1）「脊椎関節炎診療の手引き2020」（日本脊椎関節炎学会，他／編），診断と治療社，2020
2）朝比奈昭彦，他：乾癬性関節炎診療ガイドライン2019．日本皮膚科学会雑誌，129：2675-2733，2019
https://www.dermatol.or.jp/uploads/uploads/files/guideline/PsAgl2019.pdf
3）Kubota K, et al：Epidemiology of psoriasis and palmoplantar pustulosis: a nationwide study using the Japanese national claims database. BMJ Open, 5：e006450, 2015

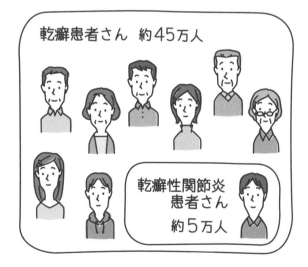

乾癬性関節炎または乾癬を伴う脊椎関節炎 　　　　　　　　　　　　　　病　気

なぜ発病するのですか？ 皮膚症状と関節症状に関係はあるのですか？

　残念ながら根本的な発病の原因は明らかではありません。しかし、現在は遺伝的な要因と環境による要因の両方が関与しているのではないかと考えられています[1]。乾癬では、皮疹がない皮膚に傷などの何らかの刺激が加わると、その部分に皮疹が出現する現象が20〜50％にみられます。これをケブネル現象といいます。この刺激（ストレス）に対する過敏反応は皮膚の表面だけではなく、腱・靭帯の付着部でも起こることがあります。これをディープ（深部の）ケブネル現象といい、乾癬性関節炎の発病原因の1つであることが知られています。

　また乾癬患者さんにはメタボリックシンドロームがみられることが多いですが、最近の研究で"肥満"そのものが乾癬発症の1つの要因となることが明らかにされました[2]。

　皮膚症状と関節症状の関係については、乾癬の皮膚症状が悪い患者さんほど乾癬性関節炎になりやすいといわれていますが、いったん乾癬性関節炎を発病した後は皮膚症状の良し悪しは関節炎の症状には直接関係しないことがわかっています。

◆ **文 献**

1 ） 朝比奈昭彦, 他：乾癬性関節炎診療ガイドライン2019. 日本皮膚科学会雑誌, 129：2675-2733, 2019
https://www.dermatol.or.jp/uploads/uploads/files/guideline/PsAgl2019.pdf
2 ） Ogawa K, et al：A Transethnic Mendelian Randomization Study Identifies Causality of Obesity on Risk of Psoriasis. J Invest Dermatol, 139：1397-1400, 2019

乾癬性関節炎または乾癬を伴う脊椎関節炎 病 気

遺伝する病気ですか？

　この病気はいわゆる遺伝病ではありません。しかし、この病気は"遺伝的な要因"と"環境による要因"の両方が関与することで発病すると考えられています[1]。

　遺伝的要因について、日本で行われたある調査によると、両親、子ども、兄弟・姉妹にも乾癬がある（家族歴がある）乾癬患者さんは、全体の約3〜4％であり、乾癬性関節炎患者さんでは約1〜2％と、遺伝的要因の関係はそれほどみられませんでした[1]。

　一方、海外（アイスランド）からの研究報告によると、親族に乾癬性関節炎患者さんがいる人は、その親族が第一親等（親子）であれば、家族歴のない人と比べて乾癬性関節炎に約39倍なりやすく、第二親等（兄弟姉妹、親族：海外では拡大解釈されています）であれば約12倍なりやすいと報告されています。同じくアイスランドにおいて、親族にリウマチ患者さんがいる人のリウマチへのなりやすさは、家族歴のない人と比べて、親族が第一親等の場合で約4倍、第二親等の場合で約2倍ですので、やはり乾癬性関節炎には遺伝的要因が存在することがわかります[2]。

◆ 文 献

1）朝比奈昭彦，他：乾癬性関節炎診療ガイドライン2019．日本皮膚科学会雑誌，129：2675-2733，2019
https://www.dermatol.or.jp/uploads/uploads/files/guideline/PsAgl2019.pdf
2）「脊椎関節炎診療の手引き2020」（日本脊椎関節炎学会，他／編），診断と治療社，2020

乾癬性関節炎または乾癬を伴う脊椎関節炎

病　気

Q5 発病後にどのような経過をたどるのか教えてください

　乾癬性関節炎による関節症状の病状の経過はさまざまです。症状がみられる可能性がある関節も、手足の指や、膝、肩の関節まで幅広く、症状は悪化したり良くなったりをくり返すことが多いとされています。また、炎症により骨や軟骨が壊れたり、逆に新たな骨がつくられたりすることにより、関節の変形が起きたり、関節の働きが悪くなる場合があります。経過中には、関節の痛みのほかに、手足の指の腫れ（指趾炎）や、背中や首、お尻の痛みがみられることがあります。

　関節症状の経過は個人差があり、また治療によっても変わってきます。早期から有効性の高い薬剤で治療することが進行を抑えるために重要とされています。さらに乾癬性関節炎では、肥満をはじめとする成人病を合併することが多く、これらは心筋梗塞などのリスクとなるため、関節以外のからだの管理、治療が必要となることがあります。

乾癬性関節炎または乾癬を伴う脊椎関節炎 症 状

どのような関節の症状が出ますか？

　乾癬性関節炎では手足の関節、付着部、手足の指に腫れや痛みが起こり、その関節症状は患者さんによりさまざまです。

　通常、手足の小さな関節から症状がはじまることが多いようですが、経過のなかで肘、肩、膝、股などの大きな関節にも広がることがあります。手指の関節炎のパターン（病型）は、①非対称性少関節炎型（５カ所未満）、②対称性多関節炎型、③遠位指節間（えんいし）関節炎型（第１関節の腫れ）、④脊椎炎型（からだを支える骨盤や背骨の関節の痛み）、⑤ムチランス型（関節破壊・変形が強い）の５つに分けられてきました。しかし、このパターンは重複することも多く、また経過を追っていくと変わることもよくあります。病初期には対称性多関節炎型が多く、同様の症状を呈するリウマチを見分けるのが難しいことや、また第１関節の腫れが目立つ場合には変形性関節症のヘバーデン結節と区別するのが難しいことがあります。

　リウマチと乾癬性関節炎はいずれも手足の関節に腫れと痛みをきたしますが、関節炎がはじめに起こる場所は異なるようです。リウマチでは骨と骨をつなぐ関節包（関節を囲い込む袋）の内側を覆う滑膜に炎症を起こします。ところが、乾癬性関節炎では関節包やその周囲にある腱・靱帯が骨に結合する部位（付着部）に最初の炎症が起こります（p.11参照）。つまり、乾癬性関節炎の関節内の炎症は付着部から炎症が広がった結果と考えられています。

　同様に、アキレス腱やかかと（足底腱膜付着部）など体重のかかる部位、膝の周囲、骨盤の周囲など、全身の腱付着部に腫れや痛みが起こることがあります（付着部炎）。また、遠位指節間関節、手指伸筋腱・屈筋腱（手指を伸ばす・曲げる筋腱）の付着部、爪の根元（爪母）（そうぼ）は近接しており、炎症がひとかたまりに起こることもあります。一方、付着部の炎症が手足の指全体に広がれば、指全体がソーセージのように腫れることもあります（指趾炎）（ししえん）。

乾癬性関節炎または乾癬を伴う脊椎関節炎　　　　　　　　　　　　　　　　症　状

 Q7 乾癬に伴う首や腰の痛みについて教えてください

　　乾癬性関節炎では、からだを支える骨盤や背骨などの関節に炎症が起こり、痛みとともに関節の障害が進行することがあります（体軸性関節炎）。患者さん全体の25〜70％と高頻度に認められるとの研究報告もあります。

　　通常、仙腸関節の障害は左右両方に起こりますが、強直性脊椎炎とは異なり、左右非対称性に進行することが多く、また首など一部の背骨の関節に病変が出現することが多いようです。首や腰の痛みやこわばりの原因になりますが、次第に背骨を支える靭帯の骨化が進行し、やがて強直が起こると姿勢の異常や動作の制限が強くなり、日常生活が障害されます。

乾癬性関節炎または乾癬を伴う脊椎関節炎 症　状

 皮膚と関節の症状以外に、どのような症状が出ますか？

　皮疹と関節炎以外に、ぶどう膜炎、炎症性腸疾患、メタボリックシンドローム、心血管疾患、うつ・不安などになる人が、乾癬性関節炎ではない人よりも多いことが知られています。そのなかで、ぶどう膜炎と炎症性腸疾患は、乾癬の皮疹よりも関節炎とより関連が強いことが報告されています。乾癬性関節炎には腸の炎症を伴うことがあり、ときに重症な腸炎を合併することがあることに注意が必要です。一方、海外からの研究報告によると、ぶどう膜炎は全体の15％程度にみられ、HLA-B27陽性の男性患者さんに多いようです。体軸性関節炎、ぶどう膜炎、腸炎はしばしば同時に発病し、その発病のしやすさはHLA-B27遺伝子の保有と関連することが知られています。

Part 2

● 乾癬性関節炎または乾癬を伴う脊椎関節炎 ●

乾癬性関節炎または乾癬を伴う脊椎関節炎　　　　　　　　　　　　　　　症　状

Q9 生活習慣病になりやすいのですか？

　　乾癬患者さんでは、肥満・メタボリックシンドローム、高血圧症、糖尿病、脂質異常症などの生活習慣病の合併率が高く、心筋梗塞や脳卒中などになりやすいことが明らかになっています。逆に、肥満や内臓肥満があると、乾癬や乾癬性関節炎の発病率を増加させ、また皮疹を重症化させることも知られています。内臓脂肪の増加はからだ全体に慢性の炎症状態を引き起こすことから、メタボリックシンドロームを合併する乾癬患者さんでは皮膚の炎症の他にも、さまざまな全身的な炎症があると考えられています。このような乾癬の皮膚・関節の炎症が動脈硬化や心筋梗塞につながる一連の流れは「乾癬マーチ」といわれています。

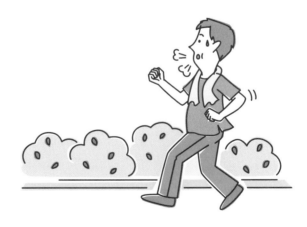

乾癬性関節炎または乾癬を伴う脊椎関節炎　　　　　　　　　　　検　査

Q10 血液検査で何がわかりますか？定期的に行うのはなぜですか？

Part 2

● 乾癬性関節炎または乾癬を伴う脊椎関節炎 ●

　　乾癬性関節炎の患者さんは通常はリウマトイド因子（RF）が陰性であり、また抗CCP抗体や抗核抗体も陰性です。これら自己抗体の検査は、診断する際にリウマチなど他の病気と区別するのに役立ちます。また、赤血球沈降速度値や血清CRP値などの炎症マーカーは病気の活動性の評価に役立ちます。ただし、活動性があっても検査値が正常範囲内に留まる患者さんもいますので注意しましょう。

　　また、乾癬と生活習慣病との関連が深いことから、血糖値、HbA1c値、コレステロール値、肝機能検査などの生化学検査に異常を認めることもあり、測定しておく必要があります。炎症が強い患者さんでは貧血を伴うことがあります。しかし、治療中に起こった場合には非ステロイド性抗炎症薬（NSAIDs）による消化管からの出血の可能性もあるため、便潜血検査が必要です。

　　病気の状態の把握には定期的な炎症マーカーの測定が不可欠です。また、治療薬の副作用や生活習慣病の評価には関連した血液検査項目の定期的な測定が必要です。

乾癬性関節炎または乾癬を伴う脊椎関節炎　　　　　　　　　　　　　検　査

Q11 X線検査やMRI検査で何がわかりますか？

A　X線検査は、簡便に安価で行えることもあり、乾癬性関節炎の骨変化を継続して評価していく検査として広く使用されています。しかし、近年ではMRI検査や関節エコー（超音波）検査の方がもっと詳しく関節の状態をみることができるため、乾癬性関節炎の診断および治療効果判定においてよく利用されるようになっています。

　X線検査では、骨の一部が壊れる変化（骨びらん）と骨が過剰につくられる変化（骨形成）の両方の骨変化がみられることが乾癬性脊椎炎の特徴です。骨がつくられる変化と指の第1関節に関節炎が起こることは、リウマチと大きく異なる点です。"pencil in cup 変形"（図）は乾癬性脊椎炎の人のX線検査でみられる代表的な所見として知られています。骨びらんにより指の骨が細くなり、そこと接する対側の骨では過剰な骨がつくられることでこのような所見になります。その他の関節変化として、初期には軟骨が壊れることにより関節のすき間が狭くなり（関節裂隙の狭小化）、進行期には関節が癒着して動かなくなったり（関節強直）、骨が関節からずれたり（関節亜脱臼）します。

　X線所見やMRI所見については体軸性脊椎関節炎のQ16、17（p.37、38）もご参照ください。

　X線検査では炎症により起こった骨の変化をみていることになりますが、MRI検査では骨の変化以外に、骨、関節に今起こっている炎症の所見を捉えることができるため、治療を考えるうえで大事な場合もあります。

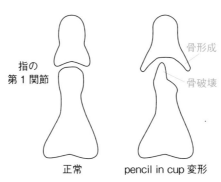

図　pencil in cup 変形

乾癬性関節炎または乾癬を伴う脊椎関節炎　　　　　　　　　　　　検　査

　関節エコー（超音波）検査について教えてください

　関節エコー検査は、関節の内部を直接観察することができる画像検査です。炎症による関節内の腫れや、異常な血管による血液の流れを観察することができます。リウマチでは関節の滑膜という部位に炎症がみられるのに対して、乾癬性関節炎では付着部の炎症が、関節滑膜以外にも、腱、靱帯、腱鞘（腱が通るトンネル）、軟部組織（骨・軟骨以外の筋肉、脂肪、血管などの組織）、爪に拡大することがあり、より広い範囲に炎症を認めることもしばしばです。関節エコー検査により、これらの炎症の部位や程度をよく知ることができます。

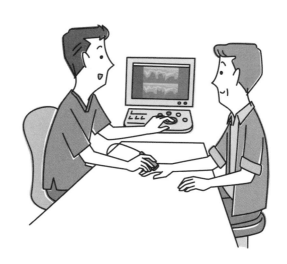

乾癬性関節炎または乾癬を伴う脊椎関節炎　　　　　　　　　　　　　検　査

骨粗しょう症になりやすいですか？

　　乾癬性関節炎の患者さんは、骨密度の低下は少ないようですが、骨の質が低下しているために、骨の強度が減少し骨折を起こしやすい状態にあります。骨密度測定で正常であっても、骨粗しょう症の可能性を考えて、その予防や治療を行う必要があります。これは、特に背骨などの体軸関節に病気がある場合に大切です。

　　骨粗しょう症の診断は、症状や骨塩定量などの画像検査、血液検査などにより、総合的に行います。予防には適切な体重の維持、運動、禁煙、飲酒制限に心掛ける必要があります。ビタミンDはカルシウムの吸収を助けるほか、筋肉などの機能を改善するため転倒防止になります。乾癬性関節炎の活動性をコントロールすることはとても大切です。

　　現在、多数の骨粗しょう症治療薬があり、カルシウム薬、ビスホスホネート薬、活性型ビタミンD_3製剤などが、この病気ではよく用いられています。

乾癬性関節炎または乾癬を伴う脊椎関節炎　　　　　　　　　　　薬物治療

治療にはどのようなものがありますか？　どの薬を使うか、どのように決めますか？

　乾癬性関節炎の治療は、非ステロイド性抗炎症薬（NSAIDs）、抗リウマチ薬であるリウマトレックス®（メトトレキサート）、PDE4阻害薬オテズラ®（アプレミラスト）、生物学的製剤などの薬物療法が主体です。

　治療選択については、関節炎の症状や併存症、副作用などを踏まえた国際的なガイドラインなどを参考に考えます。手足の関節炎に対しては、まずNSAIDsを使用し、NSAIDsで十分な効果が得られない場合には、抗リウマチ薬やアプレミラストが試されます。これらの薬剤でコントロールできない場合や、症状が背骨などにある場合、付着部炎が主体の場合などは、生物学的製剤が使用されます。単独で使用する場合と、抗リウマチ薬などと併用する場合とがあります。乾癬性関節炎に対して、TNF阻害薬、IL-17阻害薬、IL-23阻害薬（p.74参照）が使用可能です。さらに、最近は飲み薬であるヤヌスキナーゼ（JAK）阻害薬のリンヴォック®（ウパダシチニブ）が使用できるようになりました。病気の状態は治療によっても病気自体の経過によっても変化していきますので、担当医と相談して、納得のいく治療法を都度選択していくことが大切です。

乾癬性関節炎または乾癬を伴う脊椎関節炎　　　　　　　　　　　　薬物治療

関節の痛みに対して、まずどのような薬を使いますか？

　乾癬の患者さんの関節の痛みがすべて乾癬性関節炎によるものとは限らないことに注意する必要がありますが、多くの場合まず非ステロイド性抗炎症薬（NSAIDs）による内服治療を開始します。いわゆる"うちみ"や"ねんざ"等と同様にNSAIDsの塗り薬や湿布薬も有効です。現在、NSAIDs以外にもさまざまな作用の鎮痛薬が開発・臨床応用されており、短期的な生活の質（quality of life：QOL）の改善が期待されます。

　NSAIDsは関節の痛みを抑えますが、X線検査等で確認できる関節の破壊を抑えるほどの強い炎症の抑制効果は期待できません。症状や関節の腫れが残っている場合には、症状の特徴や重症度に応じて、痛みとその原因である炎症の双方を治療します。一般的には手足の指先の症状が強い場合は抗リウマチ薬内服を、背中や腰の症状が強い場合は生物学的製剤を用いるなどして段階的に治療を強化していきます。

　乾癬の患者さんの関節の痛みについてとても大切なことは、乾癬性関節炎は10年以上という長期にわたってゆっくりと進行し、患者さん自身も気づかないうちに関節の破壊や変形が固定されてしまう場合があることです。この変化はいったん生じてしまうと治療がとても難しく、関節変形そのものによる痛みは乾癬性関節炎の炎症を抑えても改善しません。ですから、長期的なQOL維持を考えた場合、たとえ発病早期であっても関節の痛みは関節を破壊する炎症のサインでもあることを認識して、早めに担当医に相談することが大切です。

乾癬性関節炎または乾癬を伴う脊椎関節炎　　　　　　　　　　薬物治療

メトトレキサートの効果と副作用について教えてください

メトトレキサート（リウマトレックス®など）はリウマチでは世界で最もよく使われている薬ですが、乾癬の治療にも古くから用いられています。日本では、2019年に乾癬に対して承認されています。

メトトレキサートは、乾癬やリウマチの関節で過剰な炎症を起こしている免疫細胞の働きを抑え、関節の炎症を沈静化します。メトトレキサートは乾癬性関節炎の炎症を抑える効果が高く、比較的安価であり、手足の指先の症状が強い乾癬性関節炎の治療薬の第一選択と位置付けられています。

メトトレキサートは、週1〜3回で間隔をあけて投与される場合が多く、服用にあたっては誤って連日内服したりしないように、投与法を事前によく確認することが大切です。メトトレキサートの内服にあたっては、女性の場合は内服中止から妊娠まで1月経周期以上あける必要があり、男性の場合は内服中止後3カ月間は配偶者が妊娠を避けるようにする必要があります。授乳中も内服は控えてください。また、肝臓病や腎障害がある場合も注意が必要です。メトトレキサートは貧血、白血球減少、血小板減少を起こしたり、免疫低下の結果感染症を起こしたり悪化させたりする恐れがあります。また、まれに間質性肺炎を生じることがあります。ウイルス性肝炎等の感染症合併例や免疫の低下した高齢者、間質性肺炎の合併例に対しては慎重に投薬します。あらかじめ葉酸を補充して副作用を予防することもあります。メトトレキサート内服中にリンパ腫がみられることがあり、メトトレキサートをやめると良くなることが多いですが、治療が必要になることもあります。

発熱、せき・息切れ、口内炎、頭痛・吐き気、体のだるさ、皮下出血、体のむくみ、尿量低下など、メトトレキサート服用中に何らかの体調の異変を感じた場合は遠慮なく担当医に相談してください。

乾癬性関節炎または乾癬を伴う脊椎関節炎　　　　　　　　　　　　　　薬物治療

 17 生物学的製剤の種類とその特徴について教えてください

　乾癬の病態にはさまざまな分子がかかわります。生物学的製剤はそのなかでもサイトカインとよばれる免疫細胞間の情報伝達を担うタンパク質をターゲットとします。ターゲットとなるサイトカインとして、TNF、IL-17A、IL-12/23p40、IL-23p19があげられます。乾癬性関節炎に対して保険がきく生物学的製剤は以下の通りです。

・TNF阻害薬：ヒュミラ®（アダリムマブ）、レミケード®（インフリキシマブ）、シムジア®（セルトリズマブペゴル）

・IL-17A阻害薬：コセンティクス®（セクキヌマブ）、トルツ®（イキセキズマブ）

・IL-17受容体A阻害薬：ルミセフ®（ブロダルマブ）

・IL-12/23p40阻害薬：ステラーラ®（ウステキヌマブ）

・IL-23p19阻害薬：トレムフィア®（グセルクマブ）、スキリージ®（リサンキズマブ）

　これら以外にも、尋常性乾癬にだけ保険がきく薬剤や、現在臨床試験中の薬剤が、今後使用できるようになると期待されます。メトトレキサートを併用する場合もあります。

　インフリキシマブが点滴投与である以外は、すべて皮下注射です。皮下注射の薬剤では、TNF阻害薬、IL-17A・IL-17受容体A阻害薬は2～4週ごとの投与であり、自己注射が可能です。IL-12/23p40・IL-23p19阻害薬は、8～12週ごとの投与であり、病院・診療所で注射を受けてもらいます。

　国際的なガイドラインでは、TNF阻害薬、IL-17阻害薬、IL-12/23阻害薬のいずれかを使用することが推奨されていますが、実際の治療選択は、関節炎のタイプや重症度、皮膚症状、関節以外の症状、副作用、併存症などを考慮しながら決めていきます。

乾癬性関節炎または乾癬を伴う脊椎関節炎　　　　　　　　　　　　　　薬物治療

アプレミラストの効果と副作用について教えてください

　　PDE4阻害薬であるオテズラ®（アプレミラスト）は、TNF、IL-23、IL-17など乾癬の病態にかかわる炎症性サイトカイン（前項目参照）産生を減少させ、また炎症を抑制するサイトカインIL-10の産生を増加させることで、乾癬の皮膚症状、関節症状を改善させると考えられています。免疫を抑える薬でないことが、アプレミラストの特徴といえます。手足の関節炎、付着部炎、指趾炎に対して有効性を示すという研究報告がありますが、その効果は生物学的製剤に匹敵するものではなく、比較的軽症の乾癬性関節炎の患者さんに選択肢となりうる薬剤です。また、関節の破壊抑制効果や、背骨などの体軸関節炎に対する効果についても、明らかになっていません。

　　アプレミラストの副作用として、下痢、嘔気といった腹部症状、悪心、頭痛などがあげられます。常用量で内服を開始するとこれらの副作用の症状が強く出る傾向があるため、一般に少量から内服を開始し、決められた用量を少しずつ増やしていきます。また、内服開始初期に副作用の症状が強い場合も、しだいにその症状が軽減していくことが多いとされています。腎機能低下を認める患者さんでは、減量して使用することが必要です。

Part 2

● 乾癬性関節炎または乾癬を伴う脊椎関節炎 ●

乾癬性関節炎または乾癬を伴う脊椎関節炎　　　　　　　　　　　　　　　薬物治療

ウパダシチニブの効果と副作用について教えてください

ヤヌスキナーゼ（JAK）阻害薬であるリンヴォック®（ウパダシチニブ）は乾癬の病態にかかわる細胞内の情報伝達を阻害することで、皮疹、関節症状、付着部炎、指趾炎、骨破壊、倦怠感を改善させると考えられており、その効果は生物学的製剤にも匹敵するといわれています。

ウパダシチニブの副作用として、帯状疱疹やその他の感染症、貧血、好中球およびリンパ球減少、まれですが静脈血栓塞栓症などがあげられます。副作用のなかで、帯状疱疹は強い痛みに続いて体の片側に紅斑（限局性に紅色を帯びた皮膚）と水疱（いわゆる水ぶくれ）が出現し、2～4週間で回復する病気です。この病気では帯状疱疹後神経痛といって、発症後痛みが長く残ることがあります。これを防ぐには、可能な限り早く治療薬を投与することが重要です。

帯状疱疹は50歳を超えると発病率が上昇し[1]、年齢を重ねることが最も発病率に影響することがわかっています[2]。ウパダシチニブを投与する予定の患者さんは、帯状疱疹の初発症状の3つの特徴である"突然発病する""強い痛みを伴う""片側性の発病"を理解し、できるだけ早期に診療機関を受診、治療することで重症化を防ぐことが可能となります。また事前予防策として、帯状疱疹ワクチンの投与があります。弱毒性水痘ワクチンは以前から利用されていましたが、JAK阻害薬などによって免疫の働きが抑えられている患者さんには投与できないという問題がありました。しかし、昨今この問題を解決するために開発されたウイルス表面タンパクの一部を抗原とした組み換えワクチンであるシングリックス®が国内で利用できるようになりました。帯状疱疹ワクチン投与に関しては、主治医と相談してください。

◆ 文献

1）古江増隆，他：本邦における皮膚科受診患者の多施設横断四季別全国調査．日本皮膚科学会雑誌，119：1795-1809，2009

2）Imafuku S, et al：Risk of herpes zoster in the Japanese population with immunocompromising and chronic disease conditions: Results from a claims database cohort study, from 2005 to 2014. J Dermatol, 47：236-244, 2020

乾癬性関節炎または乾癬を伴う脊椎関節炎 　　　　　　　　　　　　　　　**薬物治療**

20Q いつまで治療を続けなくてはいけないのですか？ 中止できますか？

　特に生物学的製剤による治療は有効性が高く、治療により病気であることを忘れてしまっていられるような状態を長期間維持することが可能な場合があります。しかし、残念ながら、病気を根源から完全に絶つことができる治療法はまだ見つかっておらず、治療を中止するといずれ症状が戻ってくることが一般的と考えられます。

　例えばTNF阻害薬で症状が落ち着いた患者さんが治療を中止すると、7割の患者さんで再燃がみられ、治療を中断できていた期間は8カ月程度であったとする研究報告があります。他の研究では、発病からの期間が長い、皮疹が重症である、治療中止前に関節エコー検査で滑膜肥厚がみられる、といった患者さんでは治療中止により症状が再燃しやすいと報告されています。この結果を逆からみると、発症早期、比較的軽症の患者さんでは、治療中止後も再燃なく良い状態が続く場合があることも推察されます。ただ、実際にどの患者さんが治療を中止しても再燃せずに良い状態が続くかは、まだ明らかになっていません。薬剤による違いも同様です。これから生物学的製剤を使用する患者さんが増えれば、少しずつ判明してくることが期待されます。

　このように、薬物治療を継続することが望ましいですが、副作用や経済的な問題から、薬物治療継続が困難な場合も生じえます。症状の強さの状況にもよりますが、近年では、担当医と十分な相談のうえ、薬剤の投与量や投与間隔を調整することも選択肢の1つとしてあげられるようになってきています。

乾癬性関節炎または乾癬を伴う脊椎関節炎

乾癬性関節炎または乾癬を伴う脊椎関節炎 薬物以外の治療

どのような手術がありますか？

　乾癬性関節炎患者さんの関節障害の1つに手指の変形と、骨と骨がくっついてしまう強直があります。

　適切な治療にもかかわらず日常生活で強い痛みが継続する場合や、日常生活が制限される場合には、関節形成術・関節固定術とよばれる手術を実施するか検討します。関節形成術は変形した骨を矯正したり、関節や周囲の腱・靱帯・軟部組織のバランスを調整することでより良い関節機能を獲得するための手術です。関節固定術は、腱・靱帯・軟部組織の調整のみでは十分な関節機能を獲得できないと考えられた場合に、その関節が最も機能的になる関節の角度で固定する手術です。関節固定術が実施される部位としては手指（第一関節や第二関節）が多いといわれています。

　強直した脊椎（背骨）に関しては現在のところ姿勢矯正のための手術は積極的には行われていませんが、背骨の骨折が生じたときには手術が行われることがあります。

乾癬性関節炎または乾癬を伴う脊椎関節炎

薬物以外の治療

Q22 リハビリテーションについて教えてください

A 乾癬性関節炎の患者さんのからだの障害部位の多くは手足にありますが、約３人に１人には脊椎（首から骨盤にかけて）の可動制限があります。

このため、リハビリテーションの目的としては①手足の関節可動域改善・筋力増強、②脊椎の可動域改善および立位・歩行訓練などがあげられます。

関節の変形矯正や、関節のぐらつき（不安定性）を改善するためにサポーターを利用することもリハビリテーションの１つです。

手指の変形矯正装具としてリングサポーター（**図1**）があり不安定性改善と痛みの緩和の一助となります。膝関節や足関節の痛みに関しては不安定性改善のための軟性サポーターが利用できます。脊椎に対するサポーター（ネックカラー・コルセット；**図2**）などは痛みが強い場合、短期間（長くとも２週間以内）であれば使用してもよいですが、継続使用は推奨できません。また乾癬性関節炎にもよくみられる“炎症性腰背部痛”（p.31参照）に関してはコルセットを装着することは無効であり（かえって症状を悪化させます）使用を推奨しません。

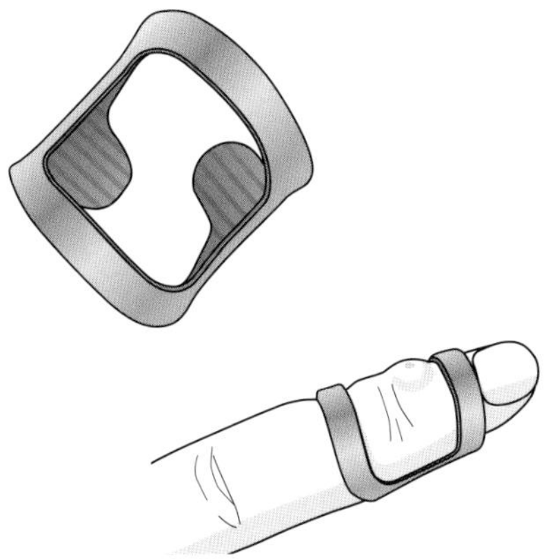

図1　手指リングサポーター

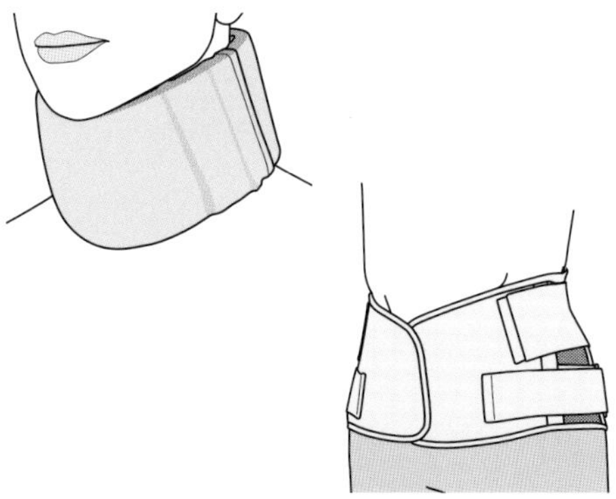

図2　ネックカラーと腰コルセット

乾癬性関節炎または乾癬を伴う脊椎関節炎　　　　　　　　　　　日常生活指導

23 日常生活において気をつけることはありますか？

乾癬性関節炎患者さんには、メタボリックシンドロームが多いことが知られています。

メタボリック症候群は、ウエスト径が男性では85 cm以上、女性では90 cm以上で、なおかつ、中性脂肪やHDLコレステロール、血圧、血糖値の3つの検査値のうち2つに異常がみられる場合に診断されます。また、メタボリック症候群は数年～数十年かけて心血管疾患（心筋梗塞や脳梗塞など）を引き起こす大きな原因の1つです。メタボリック症候群の予防およびその改善のためには以下のような点を心がけることが大切です。

①**適正体重**：適正体重とは、BMI〔Body Mass Index：体重Kg／（身長m）²〕で18.5～25を指します。

②**適正な食事習慣**：厳密な食事制限を行う必要はありませんが、乾癬が肥満と関連していると考えられているため、和食を中心とした食生活を心がけ、炭水化物は控えめにして、肉より魚をとるようにしましょう。

③**軽～中等度の運動習慣**：運動は、活動的な生活を送る基礎となる体力を増加させるための基本的な身体活動です。爽快感や楽しさを伴うものであり、積極的な行動としてすすめられます。

厚生労働省は一般成人に対して「週2回以上、1回30分以上の運動に、1年以上継続して取り組むこと」を推奨しています。また、中等度の運動とは、「息が少しはずむ」程度の運動強度を指します。

これまで運動経験のない人が、急に運動をはじめようとすると心臓発作を起こしたり大きなけがをする可能性もあるので、自分の健康状態をよく把握したうえで行う必要があります。

④**禁煙**：喫煙は乾癬の発症や症状を悪化させるといわれています。禁煙をするようにしましょう。

これらの日常生活における注意点についても、担当医と相談してください。

乾癬性関節炎または乾癬を伴う脊椎関節炎　　　　　　　　　日常生活指導

 24 はがれ落ちた皮膚によって他人に感染しますか？ ジムや銭湯などに行っても大丈夫ですか？

Part **2**

◉乾癬性関節炎または乾癬を伴う脊椎関節炎◉

 はじめに、乾癬が他人に感染することはありません。

　乾癬は原因が明らかではありませんが、少なくとも何らかのウイルスや細菌など、微生物を直接介して伝染する病気ではないため、はがれ落ちた皮膚が他人に乾癬を引き起こすことはありません。

　そのため、スポーツジム・銭湯など公共の場で、肌を露出することがあっても他人にうつす（感染させる）ことはありませんのでご安心ください。

乾癬性関節炎または乾癬を伴う脊椎関節炎　　　　　　　日常生活指導

25 気持ちがふさぎこんだときはどうすればよいですか？

　　乾癬性関節炎患者さんは"気持ちがふさぎ込む"という症状に代表される"うつ病"や"抑うつ気分"になる割合が、乾癬だけの患者さんよりも高いことがわかっています。

　　気持ちがふさぎ込んだときには、身近な方にお話を聞いてもらったり、からだを動かしたりしてみましょう。

　　近年は、乾癬性関節炎に伴うさまざまな症状に対する治療の進歩は著しく、適切な治療で改善することが可能となっています。"気持ちがふさぎ込む""気分が晴れない"などの症状についても主治医に相談することをおすすめします。

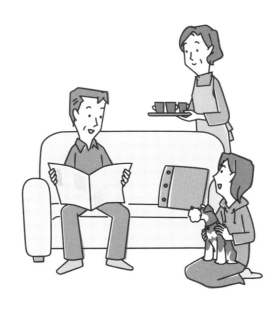

Part 2

ご自身の病気について、さらに詳しく知りたい方へ

炎症性腸疾患に伴う脊椎関節炎

炎症性腸疾患に伴う脊椎関節炎 病　気

炎症性腸疾患（潰瘍性大腸炎・クローン病）に伴う脊椎関節炎とはどのような病気ですか？

炎症性腸疾患（IBD）には、潰瘍性大腸炎（UC）とクローン病（CD）があり、ともに消化管、特に腸に慢性の炎症が起きる病気です。炎症の中心は腸であることが多いですが、それ以外の臓器にも炎症を起こすことがしばしばあり、腸管外合併症とよばれます。

　関節痛や関節炎は、腸管外合併症のなかでも最も頻度が高く、その他にも皮膚や眼などに症状が出ることがあります。関節痛は患者さんの自覚症状ですが、加えて関節の腫れなどの客観的な症状があれば医師により関節炎と診断されます。関節痛はIBDの約40〜50％に、関節炎はUCの約10％、CDの約15〜20％に発生するとされています。IBDに伴う関節炎では、膝や足首の関節などの腫れや痛みが多くみられます。一部の患者さんでは手足の指の関節にも同様の症状がみられます。さらに、背骨や骨盤の関節の痛みを伴うこともあります。脊椎（いわゆる背骨）や大小さまざまな全身の関節に炎症が起きるため、「炎症性腸疾患に伴う脊椎関節炎」と総称されます。一般的にもともとのIBDの病状と並行して関節症状が悪化したり改善したりすることが多いですが、無関係に推移することもあります。また、関節症状には、リウマチなどの病気を合併する場合、薬剤（特にTNF阻害薬）による副作用として出現する場合や、ヘルニアによる腰痛などさまざまな原因があるため、IBDに伴う脊椎関節炎と診断することが困難なことも少なくありません。

炎症性腸疾患に伴う脊椎関節炎　　　　　　　　　　　　　　　　　　　　　病　気

なぜ発病するのですか？

　　潰瘍性大腸炎（UC）およびクローン病（CD）の発病の原因は完全にはわかっていません。おそらく、何らかの遺伝的な背景に加えて、食事や腸内細菌に対して腸内のリンパ球など免疫を担当する細胞が過剰に反応し、炎症にかかわるサイトカイン※が多く分泌され発病すると考えられています。UCとCDに代表される炎症性腸疾患（IBD）は全身疾患であるため、合併症を腸管だけでなく全身に認めることがあり、50％程度の患者さんに認めます。Q1で解説したように関節障害は最も頻度が高い合併症ですが、なぜ関節障害が起こるかについてはまだよくわかっていません。

※サイトカイン

　　主に免疫担当細胞から分泌される低分子のタンパク質で、細胞同士の情報伝達の役割を担い、それぞれの標的細胞において多様な作用を導く。

炎症性腸疾患に伴う脊椎関節炎 　　　　　　　　　　　　　　　　　　　病　気

Q3 関節痛があればリウマチ科や整形外科を受診した方がよいですか？

 　基本的に関節痛や腰痛があれば主治医（消化器内科医や消化器外科医）に伝えて関節専門医（リウマチ科や整形外科）を紹介してもらうのがよいでしょう。関節症状や腰痛が腸の病気に関連している症状なのかそうでないかを見極めることは重要です。しかし腸の病気に伴って関節炎や腰痛が生じることがあるということを知っている関節の専門家はまだまだ少ないのが現状です。もし受診されたリウマチ科や整形外科の先生があまり病気に詳しくない様子であれば、難病情報センターのホームページに日本全国でこの病気に詳しい専門医のリスト（研究班名簿）が掲載されていますので、参考にしていただければと思います。

◆ **文献**

難病情報センター：強直性脊椎炎（指定難病271），研究班名簿
https://www.nanbyou.or.jp/wp-content/uploads/2020/08/R2_271_kenkyumeibo.pdf

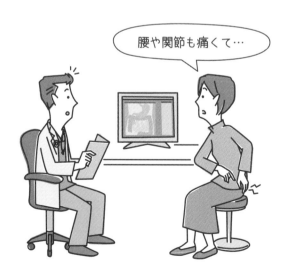

腰や関節も痛くて…

炎症性腸疾患に伴う脊椎関節炎　　　　　　　　　　　　　　　　　　　　　症　状

Q 4 どのような関節の症状が出ますか？

　　足の片側の関節に急に起こる関節炎は通常１カ所の関節に痛みや腫れが生じます。女性に多いとされています。症状は一時的で自然になおることがほとんどで関節の破壊や変形も起きません。

　　また多数（５カ所以上）の関節に腫れや痛みが生じることがあります。両腕の手指の関節に生じることが多く、時に関節の破壊が生じ、リウマチという病気と見分けるのが難しいこともあります。

　　かかとや膝の付着部の炎症は炎症性腸疾患の患者さんの約15％程度に認められ、手や足の指全体が腫れる指趾炎（ししえん）は６％程度に認められます。

　　お尻の痛みや腰や背中の痛みが出ることもあります。

　　さらに症状はなくても仙腸関節の変化が潜在的に進行していることもあります。

炎症性腸疾患に伴う脊椎関節炎 　　　　　　　　　　　　　　　　　　　症　状

Q5 腸の症状が悪いときは関節の症状も悪くなりますか？

　一般に、腫れたり痛む関節の数が少数（4カ所以下）の場合は腸の症状に関係している傾向にあります。一方、左右両方の手指など合計5カ所以上の多数の関節が腫れたり痛んだりする場合には、腸の症状とは関係していないことが多いとされています。また、同じ患者さんでも以前は腸が悪化したときに関節が痛くなったけれども今回は痛くならない、といったこともあります。背中や骨盤の関節の炎症や骨の変化が進行した場合などには、痛みが慢性化してしまうと腸の症状にかかわらず痛みをとることが難しくなる場合もあるので注意が必要です。

　また、関節症状が腸の悪化に先行する場合もあるので、早期に炎症性腸疾患の悪化を診断するきっかけになることも頭に入れておきましょう。

炎症性腸疾患に伴う脊椎関節炎 検 査

Q6 どのような検査を行いますか? 検査で何がわかりますか?

 血液検査でわかること

血液検査では炎症反応の指標となる白血球数の増加や赤血球沈降速度(赤沈)の値の亢進、CRPの上昇が認められることがあります。しかしこれらの検査データは炎症性腸疾患の病勢によっても変化・上昇することがあります。またリウマチや膠原病でよくみられるリウマトイド因子(RF)や抗CCP抗体などの検査は基本的に陰性です。

画像検査でわかること

画像検査はX線検査やMRI検査を行います。X線検査では関節の隙間が狭くなったり、骨が融解したり新たな骨ができていないかを調べます。仙腸関節は病気が進行すると関節面の不整像(凹凸)がみられたり関節の隙間が狭くなったり広くなったりします。さらに進行すると関節の隙間がなくなって仙骨と腸骨が癒合していることもあります。脊椎関節では椎体(背骨)が骨でつながっていることがわかることがあります。

MRI検査ではX線で明らかな所見が認められない状態でも仙腸関節内に炎症所見などが見つかることがあります。

炎症性腸疾患に伴う脊椎関節炎 | 薬物治療

Q7 治療にはどのようなものがありますか？どの薬を使うか、どのように決めますか？

　わが国では、これまでに炎症性腸疾患（IBD）合併症としての関節炎の治療の検討がされていないので、実際にどの薬がよく効くのかはわかっていません。2016年に発表された欧州クローン病・大腸炎会議（ECCO）のガイドラインを要約すると、背中や腰が中心の体軸性脊椎関節炎（axSpA、強直性脊椎炎を含む）では、①リウマチ専門医と一緒に治療してもらう、②集中的な理学療法が効果的である、③短期の鎮痛薬（非ステロイド性抗炎症薬：NSAIDs）は効果があるが長期の治療はすすめられない、④サラゾスルファピリジンおよびメトトレキサートは効果があるが限定的である、⑤TNF阻害薬はNSAIDsが効果のない症例に有効である、と記載されています[1]。

　さらに手足などの末梢関節が中心の末梢性脊椎関節炎では、①IBDの治療が関節炎にも十分有効である、②症状緩和のために短期間のNSAIDsや局所ステロイド注射が有用である、③短期経口ステロイドは効果があるが、できるだけ早く中止する、④サラゾスルファピリジンとメトトレキサートは有効かもしれない、⑤TNF阻害薬は難治例に有効である、と記載されています[1]。

　わが国でも、背中や腰が中心の体軸性脊椎関節炎は、NSAIDsなどの鎮痛薬投与や理学療法を行い、TNF阻害薬も有効なのでIBDの病態もみながら投与しています。さらに、最近では関節リウマチに使用されているヤヌスキナーゼ（JAK）阻害薬の一部が潰瘍性大腸炎にも使用できるようになり、効果を示す可能性があります。手足などの末梢の末梢性脊椎関節炎も、初期はNSAIDsが効果的ですが、漫然とした使用は腸管病変を悪化させるので最低限にします。いずれの関節炎も基本はIBDの病勢に関連するのでIBDの治療のみで改善することも多いのですが、手や腕の関節炎ではIBDの病勢とは関連しないこともあり関節炎治療を継続することもあります[2]。

◆ 文献

1） Harbord M, et al：The First European Evidence-based Consensus on Extra-intestinal Manifestations in Inflammatory Bowel Disease. J Crohns Colitis, 10：239-254, 2016
2） 厚生労働科学研究費補助金 難治性疾患等政策研究事業 「難治性炎症性腸管障害に関する調査研究」（久松班）：令和二年度分担研究報告書 令和2年度改訂版 潰瘍性大腸炎・クローン病 診断基準・治療指針診断基準治療指針. 2021
http://www.ibdjapan.org/pdf/doc01.pdf

炎症性腸疾患に伴う脊椎関節炎　　　　　　　　　　　　　　　　日常生活

8 日常生活や食事について気をつけることはありますか？

　脊椎関節炎でみられる炎症性腰背部痛は、安静で軽快しませんが、運動で軽快し、夜間痛を認めても起きると軽快します。手や腕などの末梢の関節炎以外は、基本的に炎症性腸疾患（IBD）の病勢に相関するので、IBD治療を継続することで症状は緩和しますし、IBD自体を悪化させないことが大切です。

　現在IBDは、生活を過度に制限する必要はなく、病状に合わせて適切な過ごし方をするのでよいと考えられています。つまり、寛解期は、ストレスや疲労をため過ぎない、暴飲暴食をしないといった基本的な注意を払うので十分です。一方で、IBDの多くは寛解と再燃をくり返すので、適切な食事生活や内科治療を行っていても再燃することがあります。活動期には、十分な睡眠・休養をとり、消化管へのストレスを軽減する目的に、消化の良くない繊維質の多い食品や、脂肪分の多い食品、香辛料、酒類は避け、バランスの良い食事を意識するとよいでしょう。さらにクローン病（CD）は小腸に病変があることが多いので、腸管の安静を保ち、負担を軽減し、栄養状態を改善かつ維持させることができる「栄養療法」は有効です。栄養療法では、デキストリン、アミノ酸、少量の脂肪が主成分で、ほとんど消化の必要なく吸収される成分栄養剤（エレンタール®）を用いることが多いですが、消化態栄養剤（ツインライン®）や半消化態栄養剤（ラコール®、エンシュア・リキッド®）を用いても大丈夫です。近年は、すべてを経腸栄養にするのではなく、Half ED（摂取カロリーの半分を成分栄養剤で、半分を食事で摂取する方法）でも有用である[1]ことが示され推奨されています。外食では、食事内容を細かく制限することは難しいので、自分に合わない食品は避け、食べられそうなものを選ぶとよいでしょう。なお、CDでは喫煙が入院や手術のリスクを高めるので、禁煙をする必要があります。

　就学や就労は、病状や通院状況により一部制限が生じる場合もありますが、基本的に寛解期では健康な人と変わりなく行えます。さらに、病状が安定し、貧血や低栄養状態がなければ適度な運動も大丈夫です。結婚、妊娠、出産、授乳も大きな問題はありませんが、薬剤や病勢、過去の手術が影響する場合もあります。さらに、妊娠は寛解期にすることが望ましく、妊娠中の寛解維持療法も重要ですので、事前に主治医に相談するとよいでしょう。

　現在は治療法も多く、良好な寛解維持も可能となり、ライフスタイルに合わせた治療法も選択可能ですので、できるだけご自身の望まれる生活が可能になるよう、主治医とよく相談してください。

◆ 文 献

1 ） Takagi S, et al：Effectiveness of an 'half elemental diet' as maintenance therapy for Crohn's disease: A randomized-controlled trial. Aliment Pharmacol Ther, 24：1333-1340, 2006

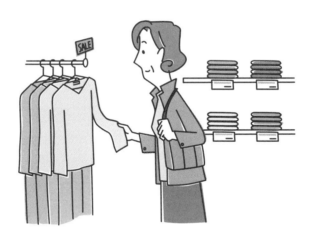

Part 2

ご自身の病気について、さらに詳しく知りたい方へ

反応性関節炎

反応性関節炎

病　気

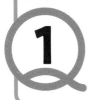 反応性関節炎とはどのような病気ですか？

　　反応性関節炎とは、関節以外の部位で微生物による感染が起きた後に、１カ月以内に遅れて起こってくる無菌性（関節に菌がみられない）の関節炎を意味する、稀な病気です。古くは、報告者の名前にちなんで「ライター症候群」とよばれていました。

　　1916年にライターにより、赤痢菌の感染後に、関節炎、尿道炎、眼の結膜炎を起こした症例が報告されたことをきっかけに、それ以降、クラミジアなど他の微生物の感染の後に関節炎が起こる症例が報告されてきました。微生物感染がきっかけになり、免疫細胞が活性化され、その活性化された免疫細胞が関節内に到達し炎症を引き起こすと考えられています。

　　反応性関節炎は遺伝病ではありませんので、親から子へ遺伝するものではありません。反応性関節炎では、遺伝的な要因（体質のようなもの）が、その病気のはじまり（発病）に関与していることがわかっています。その遺伝的要因の１つとして、HLA-B27（p.18参照）というものが反応性関節炎の発病などに関与していることがわかっています。ただし、上述のように遺伝病ではありませんので、この遺伝的な要因のみで反応性関節炎が発病するのではなく、微生物の種類や感染を起こした部位（泌尿器、生殖器、腸管など）など、他の環境的な要因なども発病に関与しているものと考えられています。

反応性関節炎　　　　　　　　　　　　　　　　　　　　　病　気

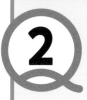 反応性関節炎＝性感染症のイメージがありますが、それ以外にどのような感染が原因となりますか？

　　反応性関節炎は、性感染症の1つであるトラコーマ・クラミジアという微生物による感染が原因となりえますが、それだけではありません。性感染症以外に赤痢菌、サルモネラ、カンピロバクター、エルシニアといった食中毒（腸炎）を起こす細菌感染も原因となりえます。さらに、性感染症を起こすクラミジアとは別に、肺炎クラミジアによる一部の気道感染も原因となりえます。

　　反応性関節炎がはじめて報告されてから、感染症の後に起きた関節炎を総じて反応性関節炎とよぶ傾向がありましたが、1999年に開催された反応性関節炎の国際会議では、反応性関節炎の定義を、尿道炎や子宮頸管炎などの泌尿器・生殖器感染、食中毒などの腸管感染、一部の気道感染などを起こす微生物が関与した関節炎のみに限定することが提唱されました。現在ではそれ以外の微生物による、広い意味での反応性関節炎は「感染症関連関節炎（infection-related arthritis）」として区別されます。また、ウイルスによる関節炎は「ウイルス性関節炎（viral arthritis）」に区別されます。

反応性関節炎　　　　　　　　　　　　　　　　　　　　　　　　　　　　　　　症　状

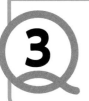

3 どのような症状が出ますか？

　反応性関節炎でみられる症状は、関節の症状と関節以外の症状の2つに分けることができます。

　関節の症状（図1）としては、膝や足の関節など、上半身よりも足に出やすく（下肢優位）、1つ（単）もしくは2つから4つ（少数）の関節炎を起こすことが多いです。その関節炎は数週から半年間くらい続きますが、多くは一過性の経過で治癒します。しかし、15％程度に再発を認めることもあります。関節炎以外には、足のかかとのアキレス腱や足の裏の足底筋膜、膝の膝蓋腱などが骨にくっつくところ（付着部）に痛みや腫れ、熱感といった炎症を呈する症状、いわゆる付着部炎を起こします。また、約15％に手や足の指がソーセージのように腫れる指趾炎を起こすこともあります。さらに、手や足などの末梢関節炎に比べると少ないですが、からだを支える関節である体軸関節病変、すなわち仙腸関節炎を約20％に認めることもあり、HLA-B27を有する患者さんにみられやすいとされています。

　関節以外の症状（図2）としては、約50～70％に眼の病変を認め、片側もしくは両側の結膜炎（眼の充血）を認めることが多いです。ぶどう膜炎（まぶしさや眼の痛みなど）を認めることもあります。他には、約10％に口の中の粘膜潰瘍や膿漏性角化症という特殊な皮膚病変を認めることがあります。さらに、10％以下と稀ですが、心臓病変、特に心臓の中の弁が傷害されて心臓内で逆流してしまう病気、すなわち大動脈弁閉鎖不全症などを認めることもあります。

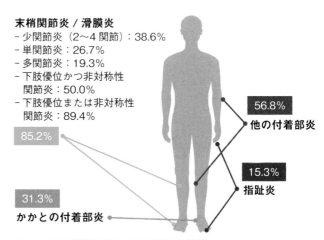

末梢関節炎／滑膜炎
- 少関節炎（2～4関節）：38.6％
- 単関節炎：26.7％
- 多関節炎：19.3％
- 下肢優位かつ非対称性 関節炎：50.0％
- 下肢優位または非対称性 関節炎：89.4％

85.2％

31.3％
かかとの付着部炎

56.8％
他の付着部炎

15.3％
指趾炎

図1　反応性関節炎による関節の症状

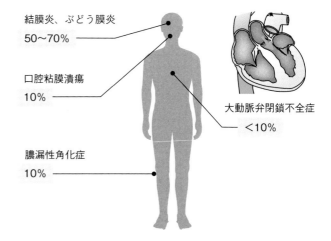

結膜炎、ぶどう膜炎
50～70％

口腔粘膜潰瘍
10％

膿漏性角化症
10％

大動脈弁閉鎖不全症
＜10％

図2　反応性関節炎による関節以外の症状

反応性関節炎

どのような検査を行いますか？ 検査で何がわかりますか？

●反応性関節炎●

血液検査でわかること

　反応性関節炎では、リウマチや膠原病でよくみられるリウマトイド因子（RF）や抗核抗体は認められません。関節炎が強い時期には、白血球の上昇や炎症反応、すなわちCRPや赤血球沈降速度などの値の上昇が認められ、病気の活動性を確認できます。また、反応性関節炎患者さんの50〜80％にHLA-B27（p.18参照）を認めるとされており、これを確認することは診断や予後の参考となります。クラミジア感染の有無は早朝尿のPCR検査で、また、女性では子宮頸部のPCR検査でクラミジアを検出することで診断が可能になります。また、血液のクラミジア抗体測定も参考になります。食中毒の原因菌は、症状が出ている時期に便の培養検査を行い、判定します。

画像検査でわかること

　強直性脊椎炎や乾癬性関節炎と同様に、反応性関節炎の末梢関節炎や付着部炎のX線検査では、骨のまわりの軟部組織の腫れや、腱や靱帯が骨にくっつく付着部における骨の増殖した所見などが確認できます。また、仙腸関節炎を認める慢性患者さんでは、仙腸関節X線検査で、骨の一部が壊れてしまう変化である「骨びらん」や骨が硬くなって白くみえる「硬化」という所見などを確認できます。強直性脊椎炎と異なり、反応性関節炎の仙腸関節炎は片側のみであることが多いとされています。脊椎炎のX線所見としては、強直性脊椎炎と異なり、横向き（水平方向）に伸びる骨の増殖を認め、非対称性（骨の増殖部位が左右で異なる傾向）であることが多いとされています。

　関節エコー（超音波）検査では、炎症が強い時期には、末梢関節の腫れを反映して、滑膜の腫れや、血流の増加（モニタ上で火がついているように見える所見）を確認できます。また、付着部炎についても同様に、付着部の腫れや、血流の増加（モニタ上で火がついているように見える所見）を確認できます。いずれもどれくらいの炎症があるかどうかの判定にも役立ちます。

　MRI検査では、炎症が強い時期には、末梢関節の滑膜や付着部の腫れや炎症の程度を確認でき、さらに、体軸関節の評価にも優れています。仙腸関節炎や脊椎炎を認める場合には、骨盤や背骨に炎症が起きた状態、すなわち「骨髄浮腫」という所見を確認できます。

　このような血液検査や画像検査でわかることを診断や治療に反映していきます。

反応性関節炎 薬物治療

Q5 治療にはどのようなものがありますか？ どの薬を使うか、どのように決めますか？

　反応性関節炎の治療として、先行する感染や関節炎症状などを標的に治療を考える必要があります。

　反応性関節炎に先行する感染症に対する治療としては、食中毒などの腸炎による反応性関節炎の場合には抗菌薬の関節症状への有効性は証明されていません。一方で、性感染症の1つであるトラコーマ・クラミジア感染による反応性関節炎の場合には、抗菌薬治療に効果があることが報告されています。それは、トラコーマ・クラミジアの感染が一過性ではなく持続するためであり、アジスロマイシン、ミノサイクリンなどの抗菌薬を使うことで、関節症状が改善することがいわれています。また、トラコーマ・クラミジア感染は性感染症でもあり、卓球のラリーのようにお互いに病気をうつしあうピンポン感染を防ぐために、性的パートナーにも抗菌薬治療を行うことが重要です。

　反応性関節炎による急性の関節炎に対しては、一部では上述した抗菌薬を併用し、まずは鎮痛薬である非ステロイド性抗炎症薬（NSAIDs）を使用して、痛みの管理を行います。患者さんの多くは自然治癒することから、NSAIDsを2週間くらい使用します。ステロイドの関節内注射を行うこともありますが頻回の注射はすすめられません。これらの薬剤治療で効果を認めない場合には、ステロイドの内服による治療を行います。ステロイドの内服の場合には、プレドニゾロンを軽症では20 mg以下、中等症から重症では40 mgくらいまでを1日量として内服し、すみやかに減量していきます。これらの治療でも不十分な際には、抗リウマチ薬であるアザルフィジン®EN（サラゾスルファピリジン）やリウマトレックス®（メトトレキサート）を使用し治療していきます（※保険はききません）。

　反応性関節炎が慢性化した場合には、基本的には抗リウマチ薬であるサラゾスルファピリジンやメトトレキサートを使用し治療していきます（※保険はききません）。

反応性関節炎　　　　　　　　　　　　　　　　　　　　　　　治療全般

Q 6 一度良くなれば、再発しないのですか？

　反応性関節炎患者さんのほとんどは、基本的に6〜12カ月以内に関節の痛みや腫れがない状態、もしくはそれに近い状態に至ります。

　ただし、25〜50％の患者さんでは再燃・再発して、再治療を要することがあります。

　さらに約15〜20％の患者さんは症状や炎症状態などが続く状態、いわゆる慢性化の状態になり、継続治療が必要となることがあります。これら慢性化した患者さんの一部は、強直性脊椎炎や炎症性腸疾患（クローン病や潰瘍性大腸炎）の症状などを発病する可能性もあるといわれています。

　個人差がみられる要因としては、HLA-B27を有する患者さんの方が有していない患者さんより慢性化しやすく、X線検査で変化をきたす慢性の脊椎関節炎に移行する傾向があることもわかっています。

Part 2

● 反応性関節炎 ●

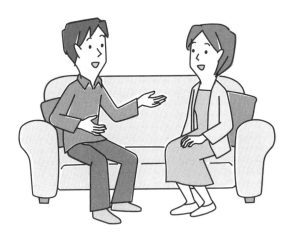

Part 2

ご自身の病気について、
さらに詳しく知りたい方へ

分類不能脊椎関節炎

分類不能脊椎関節炎

病　気

分類不能脊椎関節炎とはどのような病気ですか？

　脊椎関節炎には、強直性脊椎炎やX線基準を満たさない体軸性脊椎関節炎、乾癬性関節炎、反応性関節炎、炎症性腸疾患に伴う脊椎関節炎などの病気が含まれます。これらの病気には、他の項で示されているように、共通する特徴的な臨床症状や検査所見などがあります。これらの特徴のうちのいくつかを有するけれど、前記のいずれかの病気であると診断するには十分な所見が揃っていない場合、分類不能脊椎関節炎と判断されることがあります。

　分類不能脊椎関節炎と判断されるのは、発病後早期のために症状や検査所見が出揃ってない場合のほか、長期経過しても典型的な所見が出揃わない場合などがあります。脊椎関節炎であることはまず間違いないが、いずれの病気であるのか判断することができない場合に用いられる用語です。分類不能脊椎関節炎と判断するためには、上記のいずれの脊椎関節炎の病気にも当てはまらないことの確認はもちろん、似たような症状を呈する脊椎関節炎以外の病気ではないことを確認する作業（これを除外診断といいます）が必須です。

　また次の項でも触れますが、経過をみている間に他の症状が出現してきたり、新たな検査値異常が出てきたりして、脊椎関節炎のなかのいずれかの病気の診断に至ったり、他の病気であることが判明したりすることもあります。そのため一度の受診で分類不能脊椎関節炎と判断するのは容易ではなく、多くの場合、経過観察が必要です。

分類不能脊椎関節炎　　　　　　　　　　　　　　　　　　　　　　　　病　気

主治医より分類不能脊椎関節炎といわれました。いずれはどれかの病気と診断されるのですか？

脊椎関節炎に含まれるいずれの病気も、症状や検査所見が出揃う前の発病後早期には、分類不能脊椎関節炎の段階を経る可能性があります。分類不能脊椎関節炎と判断された患者さんは経過中に他の症状が出現するなどして、脊椎関節炎のなかのいずれかの病気（強直性脊椎炎や乾癬性関節炎など）の診断に至ることがあります。一方で、脊椎関節炎以外の病気（例えばリウマチや線維筋痛症、脊椎変性疾患など）であることが判明したりすることもあります。また、一部には寛解することもありますし、長期間、他の診断には至らず分類不能脊椎関節炎のままのこともあります（図）。分類不能脊椎関節炎と判断された患者さんを長期に観察して集計した研究報告は少なく、その長期的な経過に関しては不明な点が多いのが現状です。

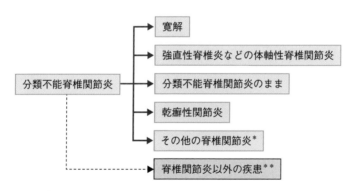

図　分類不能脊椎関節炎と診断されたあとの経過

*反応性関節炎、炎症性腸疾患に伴う脊椎関節炎など
**関節リウマチ、線維筋痛症、脊椎変性疾患など

分類不能脊椎関節炎　　　　　　　　　　　　　　　症　状

どのような症状が出ますか？

　他の項で述べられている脊椎関節炎の症状と同様に、主な症状は関節の症状と関節以外の症状があります。

　関節の症状は、からだの中央に近い部分である体軸（背骨）の症状と手足の症状に分けられます。体軸の症状に関しては炎症性腰背部痛といわれる特徴的な痛みが腰背部やお尻、首などに出現することがあります。その痛みは安静では軽減せず、夜間・早朝に悪化し、動きはじめに痛みを生じても、からだを動かすことにより軽快する傾向があります。また手足の症状としては膝関節や足関節などの腫れや痛み（末梢関節炎）のほか、かかとなど腱や靭帯が骨にくっつく部分（付着部）の炎症による腫れや痛み、熱感（付着部炎）、手足のいずれかの指が全体的に腫れて曲げにくくなる状態（指趾炎）などがあります。末梢関節炎は足の大関節に起こりやすく、典型的には１カ所から３カ所くらいまでのことが多く、左右で同じ部位の関節に起こることが比較的少ない（左右非対称性）のが特徴です。付着部炎はアキレス腱や足底腱膜が骨に付着するかかとや膝などに多いようです。手足の症状が先に出現し、後に体軸症状が出現したり、両者が同時期あるいは体軸症状が先に出現することもあります。

　関節以外の症状としては、ぶどう膜炎（眼の痛みやまぶしさなど）、結膜炎（眼の充血など）、乾癬などの皮膚病変や口内炎をはじめとした粘膜の病変、大動脈弁閉鎖不全や不整脈などの心疾患などがあります。これらの症状は、上記の体軸や手足の関節症状に先んじて出現することもあります。

分類不能脊椎関節炎　　　　　　　　　　　　　　　　　　　　　検　査

どのような検査を行いますか？ 検査で何がわかりますか？

血液検査でわかること

　分類不能脊椎関節炎においては、炎症反応の指標であるCRPや赤血球沈降速度は基準値内のことが多いとされていますが、高値を示す場合もありさまざまです。海外からの研究報告では白血球の血液型であるHLA–B27（p.18参照）というタイプを保有している方が約40〜80％と比較的多いとされています。一般に日本人でHLA–B27を保有している方は0.3％程度とかなり稀とされていますので、これを血液検査で確認することは診断の参考になります。また、分類不能脊椎関節炎でHLA–B27を保有している方は、後に強直性脊椎炎と診断されることが多い傾向にありますので、経過を予測するうえでも参考になります。

画像検査でわかること

　X線検査では腱や靭帯が骨にくっつく部分（付着部）の炎症の結果、生じる骨びらん（骨の一部が壊れてしまう変化）や靭帯骨棘（新しく形成された骨のトゲのようなもの）を関節の近くの付着部に認めることがあります。また仙腸関節に骨びらんや骨硬化像（通常の骨より白く見える部分で新たに骨が形成された結果をあらわしている）などを認めることがあります。

　関節エコー（超音波）検査は、関節内の滑膜が腫れているか、そこに活動性の炎症があるのか、また水が溜まっているかなどを判別するのに有用です。脊椎関節炎では指などの腱の周囲にある滑膜（腱鞘滑膜）にも炎症が生じ、指が全体的に腫れて指趾炎の状態になることがありますが、その確認にも関節エコー検査を使えます。また付着部の炎症の状態（付着部炎）や骨びらんを確認するのにも役立つことがあります。

　MRI検査では、X線や関節エコー検査で見ることができない骨内部の炎症を見ることも可能で、早期の仙腸関節炎や付着部炎の検出に優れています。

分類不能脊椎関節炎

薬物治療

治療にはどのようなものがありますか？ どの薬を使うか、どのように決めますか？

　この病気に正式に承認された薬はありませんが、通常、最初に用いられる薬剤は非ステロイド性抗炎症薬（NSAIDs）です。手足の関節炎や、指などの腱の周囲にある滑膜に炎症が起きる腱鞘滑膜炎に対してはアザルフィジン®EN（サラゾスルファピリジン）などの経口抗リウマチ薬などが使われます。また、１カ所ないし数カ所までの関節炎や付着部炎、腱鞘滑膜炎には、ステロイドの局所注射が有効なことがあります。従来の治療が無効な場合には生物学的製剤の投与が考慮されることがあります（ただしいずれも保険はききません）。特に、近年の研究者たちのなかでは炎症による体軸（背骨の）症状が主な分類不能脊椎関節炎の大部分はＸ線基準を満たさない体軸性脊椎関節炎と同じ状態という考え方が出てきていますので、その治療方針を参考にできると思われます。

　分類不能脊椎関節炎は経過中に脊椎関節炎のいずれかの病気や脊椎関節炎以外の病気であることが明らかになっていく場合が多いため、診断がついた時点でそれぞれの病気に対する適切な治療を遅滞なく行うことが望まれます。また一方では、自然寛解する方も少なからずいることから、定期受診を継続するとともに、医師と患者さんが情報や意見を相互に共有しながらよく話し合って、治療法を決定していく必要があります。

若年発症の
脊椎関節炎

若年発症の脊椎関節炎   病 気

若年性特発性関節炎と若年性脊椎関節炎はどう違うのですか？

　若年性特発性関節炎（JIA）は16歳未満の小児に発病する原因不明の慢性関節炎を指します。脊椎関節炎（SpA）は（年齢を問わず）脊椎（背骨）など体軸に関節炎を起こす病気で、そのうち16歳未満の小児期発病例を若年性脊椎関節炎とよびます。

　JIAには下記の7病型があり、そのうち乾癬性関節炎、付着部炎関連関節炎、未分類関節炎の一部が若年性脊椎関節炎に含まれます。一方、脊椎関節炎にはJIAに入っていない炎症性腸疾患に伴う脊椎関節炎、反応性関節炎が含まれます。成人期への移行を考えれば若年性脊椎関節炎として理解し、診ていくのが理想的ですが、治療薬（保険がきくもの）や医療費助成制度（小児慢性特定疾病）、保健医療などの医療・福祉制度はJIAとして登録されているため、20歳までは「JIA」を用います（なお、上記JIA 3病型のなかで指定難病の対象となるのは、付着部炎関連関節炎の方で「強直性脊椎炎」の基準を満たした場合のみです）。

表　若年性特発性関節炎（JIA）の7病型：国際リウマチ学会（ILAR）、2001年

	病型	特徴
	全身型	発熱、リンパ節腫脹、肝脾腫、皮疹、漿膜炎（心膜炎・胸膜炎）など、強い全身性炎症による症状を伴う関節炎
	少関節炎	発病後6カ月以内の罹患関節が5個未満の関節炎
	リウマトイド因子（RF）陰性多関節炎	発病後6カ月以内の罹患関節が5個以上で、リウマトイド因子が陰性の関節炎
	リウマトイド因子（RF）陽性多関節炎	発病後6カ月以内の罹患関節が5個以上で、リウマトイド因子が陽性の関節炎
脊椎関節炎*	乾癬性関節炎	乾癬に伴う関節炎
	付着部炎関連関節炎	付着部炎を伴う関節炎。HLA-B27（p.18参照）との関連が強く、家族性もある。時に仙腸関節炎など体軸関節炎を伴う
	未分類関節炎	上記のいずれにも当てはまらないか重複する関節炎

＊一部の未分類関節炎も含む
文献1をもとに作成

◆ 文 献

1）Petty ER, et al：International League of Associations for Rheumatology classification of juvenile idiopathic arthritis：second revision, Edmonton, 2001. J Rheumatol, 31：390-392, 2004

若年発症の脊椎関節炎　　　　　　　　　　　　　　　　　　　　　　症　状

② どのような症状が出ますか？

　脊椎（背骨）〜骨盤の関節は出生後もゆっくり成長し、思春期ごろに完成します。そのためか、若年性脊椎関節炎の方では少し遅れてお尻・腰・背中の痛み（腰背部痛）が出てきます。日本国内JIA疫学調査（2015）によると平均発病年齢は付着部炎関連関節炎で約10歳、乾癬性関節炎で約13歳と比較的年長で発病していました。最初は膝、股関節、足首など足の大関節の関節炎や腱・靱帯の付着部炎で発病することが多く、肘・手首・肩など腕の関節や手足の指、首にも症状が出る場合があります。乾癬の皮疹は耳の後ろ、髪の生え際、へそ周囲、腕の外側などにみられますが、小児では他の皮疹と区別が難しく、最終的に皮疹の一部を切り取って調べる生検が必要な場合もあります。むしろ小児では爪乾癬で診断される場合が多いです。爪の点状陥凹（表面に点状のへこみ）、爪甲剥離（爪が先端から浮き上がってくる）、油滴（爪に油を垂らしたような茶褐色の部分がでる）、爪崩壊、爪床角質増殖などがありますが、特に点状陥凹がよくみられます。その他、腸炎症状（腹痛、下痢、血便）・眼のぶどう膜炎にも注意が必要です。

　海外の研究報告では、成人期発病例は炎症性腰背部痛や仙腸関節炎など脊椎周辺の病変が早期から出現するのに比べ、小児期発病例では手足の関節炎・付着部炎（末梢性関節炎・付着部炎）を発病後5〜10年程度たってから炎症性腰背部痛や仙腸関節炎が出てくることが多いとされています。そのため、発病初期は若年性特発性関節炎の少関節炎・多関節炎など別の病型と診断されていることがあります。発病は小児期であっても、成人してから強直性脊椎炎の診断基準を満たす場合もあります。

　現在、診断・治療の進歩により早期に有効な薬が使えるようになってきました。これらの治療が、今後病気の進行にどのような影響を与えるのか、注意深く見守っていく必要があります。

若年発症の脊椎関節炎 症　状

どのように診断するのですか？

　　若年発症の脊椎関節炎を診断するための診断基準はありません。関節の痛みの原因と、関節以外の場所の症状・診察所見から総合的に判断する必要があります。

　診断の第一歩は、関節の痛みの原因が付着部炎であることを明らかにすることです。関節の痛みの原因は大きく分けて5つあります。①関節滑膜炎（関節の中の滑膜の炎症）、②付着部炎（筋肉や靱帯が骨に付着する場所の炎症）、③骨の中の炎症、④腱・腱鞘およびその周囲の炎症、⑤炎症を伴わない慢性の痛みです。関節の痛みの原因がこの5つのうちどれなのか、もしくはいくつかの原因が同時に起こっているのかを見分けます。問診（患児自身と保護者の方から詳しくお話を聞くこと）、関節の診察、血液検査、X線検査、関節エコー（超音波）検査、CT検査、MRI検査を組合わせて、関節の痛みの原因を調べます。付着部炎がある場合は、脊椎関節炎の可能性が高くなります。脊椎関節炎の付着部炎には、安静時に痛みを感じるという特徴があります。

　次に、関節以外の場所に問題がないかを調べて行きます。具体的には
・関節が痛くなる前：感染症にかかっていなかったか。
・お腹：下痢やお腹の痛みがないか。便に血が混じっていないか。
・眼：眼が見えにくくないか。眼が充血していないか。
・指：急に指全体が真っ赤に腫れることはないか。
・皮膚：カサカサした赤い湿疹が出たり消えたりしないか。
・爪：爪がひび割れたり、白くなっていないか。
・尿：尿に血液成分が混じっていないか。
・口：口内炎ができていないか。
などです。

　小児科・整形外科・眼科・皮膚科など複数の診療科の医師で協力して、調べていきます。これらの問題は、関節の痛みが出てきたときにはなくても、後々出てくることがあります。そのため、関節の痛みの診察とともに継続して診ていくことが必要です。

若年発症の脊椎関節炎

治療にはどのようなものがありますか？どの薬を使うか、どのように決めますか？また、治療はいつまで必要ですか？

　脊椎関節炎を完治させる方法はまだありません。病気の勢いを抑えることが目標で、日々における適度な運動、痛みのコントロール、全身的なケアが大切です。

　痛み止めとして知られる非ステロイド性抗炎症薬（NSAIDs）、免疫を調節する抗リウマチ薬や生物学的製剤、ステロイド等を使います。NSAIDsは治療の基本薬です。貼り薬や塗り薬もあります。炎症抑止に有効であるため、痛みが消えても勝手にやめてはいけません。ナイキサン®（ナプロキセン）やブルフェン®（イブプロフェン）で不十分な場合は、大人用のボルタレン®（ジクロフェナク）、セレコックス®（セレコキシブ）、ロキソニン®（ロキソプロフェン）を用います。副作用として胃腸障害を起こすことがありますが、大人と比べると稀です。長期に服用する場合は腎障害に注意します。抗リウマチ薬は、NSAIDsで良くならない場合に併用します。アザルフィジン®EN（サラゾスルファピリジン）を使いますが、不十分な場合は生物学的製剤に変更します。生物学的製剤は標的分子を定めて用いるため、的が外れると効きません。効果を確認しながら使用します。TNF阻害薬はB型肝炎や結核をはじめとする感染症に罹っていなければ、多関節に炎症を有する場合、比較的安全に使用できます。他の標的に対するIL-17阻害薬も開発中です。ステロイドは難治例に短期間用います。

　関節機能の保持、筋拘縮の予防、慢性痛の軽減を目的に、からだを動かすことが大切です。ストレッチや体操が適しています。運動についてはまずは担当医にご相談ください。

　眼や皮膚、胃腸等の合併症、慢性痛や気分の落ち込み等も主治医に相談し、必要なら専門医に治療してもらってください。

　病気の経過は個々人で異なります。すみやかに良くなる人もいれば、寛解と悪化をくり返すこともありますが、より良い日常生活を取り戻すために主治医とともに治療を継続していきましょう。

若年発症の脊椎関節炎　　　　　　　　　　　　　　　　　　　　　　　　日常生活

5 日常生活において気をつけることはありますか？

　脊椎関節炎のお子さんでは、関節および関節周囲の炎症のために生じる痛みやこわばりが日常生活に影響します。痛みの強さは、血液検査での炎症反応の強さや画像検査での関節破壊の程度とは必ずしも比例しません。また、関節症状が落ち着いても、倦怠感や疲れやすさのために困っているお子さんが少なくありません。お子さんの訴えを信じて真摯に受け止めることが大切です。肥満、睡眠不足、不規則な生活習慣などは、痛みや倦怠感を悪化させる要因になります。

　学校生活では、体育や教室移動の際に苦労をする場合があります。見た目の症状が目立たないため「不登校」と誤解される場合もあります。負荷がかかることで関節症状が悪化する場合があり、運動部に所属するお子さんでは、運動の負荷を軽くするもしくはそのスポーツが行える程度の治療強化を行うなど、お子さんの希望が叶う形で解決をめざすとよいでしょう。

　小児期の脊椎関節炎は特徴的な関節症状を示す複数の病気の集まりです[1]。成人の脊椎関節炎と同様にいくつかの病気がこのなかに含まれ、それぞれに異なった経過をたどります。また、同じ病気でも乳幼児と思春期のお子さんと成人では異なる特徴を有します。例えば小児の乾癬性関節炎では、乾癬の皮膚症状をしばしば欠きます。もしもスキンケアで改善しない皮疹に気づいたときは主治医と相談されるとよいでしょう。診断が付着部炎関連関節炎から乾癬性関節炎に変わるかもしれません。正確な診断に基づき適切な治療を受けることが、予後の改善につながります。お子さんの健やかな成長のために、ご家族、主治医をはじめとする医療スタッフ、学校の先生などが連携し最善を尽くすことが大切だと考えます。

◆ 文 献
1 ）「A Parent's Guide to Rheumatic Diseases in Children」(Lehman TJ), pp77-94, Oxford University Press, 2008

Part 3

すべてのみなさまへ
～病気の周辺知識～

妊娠・出産・育児について

 妊娠・出産への影響や、気をつけることはありますか？

 脊椎関節炎は強直性脊椎炎、乾癬性関節炎など複数の病気を含みますが、一般的にはこれらの病気の状態が安定していれば妊娠・出産は可能です。最近は生物学的製剤の登場により従来であれば妊娠をあきらめていた方も妊娠が可能となってきました。病状が安定し、妊娠・出産を考えている場合、主治医に妊娠希望を伝えることが重要です。個々の患者さんによって妊娠・出産のリスクは異なります。また、妊娠中に使用可能な薬剤を使っているか、主治医に確認が必要です。

脊椎関節炎の治療で用いる薬剤の一部に、妊娠中に使うことを避けた方がいいものがあります。リウマトレックス®（メトトレキサート）は胎児の形態異常を生じさせる恐れがあるため、女性の場合は内服中止から妊娠まで1月経周期以上あける必要があり、男性の場合は内服中止後3カ月間は配偶者が妊娠を避けるようにする必要があります。ロキソニン®（ロキソプロフェン）、ボルタレン®（ジクロフェナク）、ブルフェン®（イブプロフェン）などの鎮痛薬は赤ちゃんの心臓に影響を与える恐れがあり、妊娠後期の使用は避けた方がよいとされています。カロナール®（アセトアミノフェン）、サラゾスルファピリジン（アザルフィジン®EN、サラゾピリン®など）は使用可能とされています。ステロイド（プレドニゾロン）は胎盤通過性が低いため、低用量での使用は許容されます。TNF阻害薬〔レミケード®（インフリキシマブ）〕などの生物学的製剤はこれまでのところ大きな危険性は示されていませんが、一部の薬は胎盤に移行する可能性がありますので、赤ちゃんが生まれた後、6カ月はBCGなどの生ワクチンを避けた方がよいとされます。詳しくは主治医にご相談ください。妊娠と薬については下記のホームページ[1]から情報を得ることができますのでご参照ください。

妊娠中の管理は合併症への対応を考え、高次医療機関（総合周産期センター、地域周産期センター、大学病院など）で行うことをおすすめします。病気の状態が安定し、産婦人科と関連科の連携が密であればこの限りではありません。主治医や産婦人科医とよく相談してください。

◆ 文献

1） 国立成育医療研究センター：妊娠と薬情報センター
https://www.ncchd.go.jp/kusuri/

妊娠・出産・育児について

授乳や育児への影響や、気をつけることはありますか？

　薬剤の説明書には、ほとんどの薬剤で授乳を避けるように記載されていますが、実際には授乳可能な薬剤も多くあります。作用している時間が短い薬や母乳への移行が少ない薬剤は使用可能なことが多いです。ステロイド（プレドニゾロン）、ロキソニン®（ロキソプロフェン）、ボルタレン®（ジクロフェナク）などの解熱鎮痛薬、TNF阻害薬〔レミケード®（インフリキシマブ）など〕は使用中も授乳可能とされています。一方、リウマトレックス®（メトトレキサート）は授乳禁止、サラゾスルファピリジン（アザルフィジン®EN、サラゾピリン®など）は授乳注意となっています。詳しくは担当する産婦人科医や主治医にご相談ください。また、授乳が可能な薬剤かどうかについては下記のホームページ[1、2]で情報が得られますのでご参照ください。

　育児は肉体的にも精神的にも負担がかかりますので、脊椎関節炎を患っていればより高度の負担となります。出産後、過剰な動作によって関節症状が悪化するケースも認められます。出産後に関節炎が強まり、治療強化が必要な場合もありますので、主治医の定期的な診察をしっかりと受けるようにしてください。また、ご家族のサポートを十分に得られるように環境を整備し、もしもご家族のサポートが得られなければ公的サービスを積極的に活用するなど、できるだけ心身のストレスを軽減できるような対策が必要です。

◆ 文献

1） 国立成育医療研究センター：妊娠と薬情報センター
https://www.ncchd.go.jp/kusuri/
2） 厚生労働科学研究費補助金　難治性疾患等政策研究事業　「関節リウマチや炎症性腸疾患罹患女性患者の妊娠、出産を考えた治療指針の作成」研究班：全身性エリテマトーデス（SLE）、関節リウマチ（RA）、若年性特発性関節炎（JIA）や炎症性腸疾患（IBD）罹患女性患者の妊娠、出産を考えた治療指針. 2018
https://ra-ibd-sle-pregnancy.org/data/sisin201803.pdf

医療福祉制度について

Q 3 活用できる医療福祉制度について教えてください

生物学的製剤による治療などによって医療費が高額となった場合、「高額療養費制度」の対象になることがあります。加入している医療保険に確認してみましょう。世帯合算や多数回該当（1年に4回以上の払い戻しがあった場合さらに減額）などの規定もあります。また1年間の医療費が10万円以上になった場合、確定申告によって所得税の一部が還付されます（医療費控除）。高額療養費制度、医療費控除を利用できるかの確認や制度を利用する際の申請書として必要になりますので、領収書を大切に保管しておきましょう。

病気になる前に被用者保険などに加入しており、病気によって仕事ができない場合、「傷病手当金」という制度を利用できます。該当すると思われる場合は、加入している健康保険に確認してください。

日常生活の動作が不自由であり、障害が残るようになった場合、お住まいの都道府県知事などから「身体障害者手帳」の交付を受けられる場合があります。市区町村役場または福祉事務所で申請書と診断書・意見書をもらい、指定医師の診察を受けて、身体障害者診断書・意見書を書いてもらいます。診断書・意見書と申請書を市区町村役場に提出し、審査後に障害の程度に応じた等級（1〜6級）の障害者手帳が交付されます。7級の障害単独の場合には手帳は交付されませんが、7級に該当する障害が2つ以上重複する場合は6級の扱いになり、手帳が交付されます。交付後は、等級に応じた障害福祉サービスが利用できます。また障害者手帳1〜2級の方は重度心身障害者医療費助成制度が利用できます。これら障害者福祉制度は各自治体によって内容が異なりますので、詳しくはお住まいの市区町村役場にお問い合わせください。

40歳以上で日常生活動作に支援が必要な場合、「介護保険制度」を利用することができます。介護認定は要支援1〜2、要介護1〜5の7区分に分かれ、受けられるサービスは異なります。主な助成やサービスとして、福祉用具の貸与および購入費の助成、住宅改修費の助成、訪問介護、訪問・通所リハビリテーションなどがあります。所得に応じて自己負担額はかわります。手続きはお住まいの市区町村役場で行いますので、申請する場合はお問い合わせください（本項は2021年7月現在の情報であり制度が変わる場合があります）。

医療福祉制度について

4 指定難病について教えてください

指定難病は「難病の患者に対する医療等に関する法律」によって定められた病気です。脊椎関節炎には複数の病気がありますが、これらのうち、「強直性脊椎炎」、「クローン病」、「潰瘍性大腸炎」、「膿疱性乾癬（汎発型）」（注：一般的な尋常性乾癬と異なります）などが該当します。主治医によって確定診断がなされた場合、指定難病として「難病医療費助成制度」を利用することができます。重症基準を満たす場合や、軽症の方でも高額な医療を継続する必要がある場合は、医療費助成の対象となります。対象となって「医療受給者証」が交付されると、医療費の自己負担割合が軽減され、自己負担の上限額（月額）が設定されます。医療機関では、2割負担か自己負担の上限額（月額）のどちらか低い金額の方を支払います。月額の自己負担は、所得に応じて定められた限度額までとなり、医療費の自己負担の一部、または全額が公費で助成されます。

手続きは最寄の保健所や保健福祉課などで行います。申請には特定医療費支給認定申請書と臨床調査個人票（診断書）が必要であり、後者の個人票は指定医療機関の難病指定医による記入が必要です。指定医の記入がすみましたら、保健所などへ提出してください。審査後、一定の基準を満たしていると認定された場合、「医療受給者証」が発行されます。受給者証の有効期限は原則的に1年間であり、1年ごとの更新申請（指定医による臨床調査個人票の記載）が必要です。本制度はお住まいの都道府県、都市によって内容が異なる場合があり、詳しくはお住いの市区町村の窓口にお問い合わせください（本項は2021年7月現在の情報であり制度が変わる場合があります）。

その他

新型コロナウイルス感染症（COVID-19）が心配です。脊椎関節炎自体で感染しやすくなりますか？また治療薬により感染しやすくなったり重症化しやすくなりますか？

　現時点では、脊椎関節炎やその治療薬によって新型コロナウイルスに感染しやすくなる、あるいは感染後に重症化しやすくなるということはいわれていません。一般的なマスク着用、ソーシャルディスタンスの確保、手洗いなどは徹底し、家族内感染にも注意するようにしてください。現在、リウマチ性疾患を基礎疾患にもち新型コロナウイルスに感染した患者さんについての研究が海外で行われています。この研究では、新型コロナウイルスに感染したときにどのような患者さんが重症（入院）となるかの検討が行われ、表に示すものが関連することが示されました。その結果、高齢者や持病がある場合に重症になりやすく、一般の人と同様であることがわかりました。また、抗リウマチ薬や生物学的製剤などの治療薬により感染しやすくなったり、重症になりやすかったりすることはないことも示されています。新型コロナウイルスが心配でご自分で薬を調節したりやめたりしないで、ご不安がある場合は主治医にご相談ください。

　また、新型コロナウイルスワクチンについてですが、この病気や治療薬のために接種できないということはありません。感染してしまったら重症化する可能性がある中高年では特に接種が推奨されています。ワクチンを打つタイミングについては現在使用している治療薬の一時的な休薬を行う場合もあるかもしれないので、主治医と相談することをおすすめします。

　日本リウマチ学会のホームページには新型コロナウイルス感染症およびワクチンに関する患者さん向け情報が掲載されていますのでご参照ください[2]。

**表　リウマチ性疾患でどのような患者さんが
　　　新型コロナウイルス感染で重症（入院）になりやすいか**

1.　高年齢（65歳以上）
2.　併発疾患あり（高血圧、心疾患、肺疾患、糖尿病、慢性腎臓病等）
3.　ステロイド（プレドニゾロン換算で1日10 mg以上）服用

文献1より作成

◆ **文 献**

1 ）Gianfrancesco M, et al：Characteristics associated with hospitalisation for COVID-19 in people with rheumatic disease: data from the COVID-19 Global Rheumatology Alliance physician-reported registry. Ann Rheum Dis, 79：859-866, 2020

2 ）日本リウマチ学会：新型コロナウイルス（COVID-19）ワクチンについて（患者様向け情報）. 2021
https://www.ryumachi-jp.com/information/medical/covid-19_2/

その他

Q6 バイオシミラーとはどんな薬ですか？

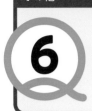
　　生物学的製剤の後発品がバイオシミラーです。生物学的製剤は、経口薬のように全く同じものを製造するのは難しいため、ジェネリックではなくバイオシミラー（シミラー＝似ている）といいます。発売前には臨床試験（治験）が行われ、先発品と効果・副作用が同等であることが確認されています。脊椎関節炎で使用される生物学的製剤では、レミケード®（インフリキシマブ）とヒュミラ®（アダリムマブ）のバイオシミラー（インフリキシマブ BS とアダリムマブ BS）がありますが、施設によっては使用できない場合もあります。

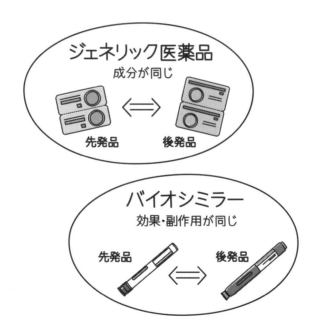

治療薬一覧

一般名	商品名※1	強	X	乾	潰	ク	若	ぶ	投与方法
抗リウマチ薬									
サラゾスルファピリジン※3	サラゾピリン®、サラゾスルファピリジン△「社名」				○				内服
メトトレキサート	リウマトレックス®、メトトレキサート△「社名」			○			○		内服
生物学的製剤									
TNF阻害薬									
インフリキシマブ	レミケード®、インフリキシマブBS 点滴静注用100mg「社名」	○		○	○	○			点滴
アダリムマブ	ヒュミラ®	○		○	○	○	○	○	皮下注射
	アダリムマブBS△「FKB」	○		○		○	○		皮下注射
	アダリムマブBS△「第一三共」	○		○			○		皮下注射
ゴリムマブ	シンポニー®				○				皮下注射
エタネルセプト	エンブレル®、エタネルセプトBS△「社名」						○		皮下注射
セルトリズマブペゴル	シムジア®			○					皮下注射
IL-17阻害薬									
セクキヌマブ	コセンティクス®	○	○	○					皮下注射
イキセキズマブ	トルツ®	○	○	○					皮下注射
ブロダルマブ	ルミセフ®	○	○	○					皮下注射
IL-12/23p40阻害薬									
ウステキヌマブ	ステラーラ®皮下注			○	○	○			皮下注射
	ステラーラ®点滴静注				○	○			点滴
IL-23p19阻害薬									
グセルクマブ	トレムフィア®			○					皮下注射
リサンキズマブ	スキリージ®			○					皮下注射
ヤヌスキナーゼ（JAK）阻害薬									
ウパダシチニブ	リンヴォック®			○					内服
トファシチニブ	ゼルヤンツ®				○				内服
ステロイド									
プレドニゾロン	プレドニン®、プレドニゾロン△「社名」	○			○			○	内服
PDE4阻害薬									
アプレミラスト	オテズラ®			○					内服

※1　商品名中の「△」には、錠、カプセル、散などの剤形や成分量（mg）などが入ります。
※2　強：強直性脊椎炎、X：X線基準を満たさない体軸性脊椎関節炎、乾：乾癬性関節炎、潰：潰瘍性大腸炎、ク：クローン病、若：若年性特発性関節炎、ぶ：ぶどう膜炎
※3　脊椎関節炎の末梢関節炎に対しては、アザルフィジン®EN（サラゾスルファピリジン）が使用されることがありますが、保険はききません。

索 引
INDEX

医薬品名索引

欧文

IL-12/23p40 阻害薬 … 74, 120
IL-17A 阻害薬 …………… 74
IL-17 受容体 A 阻害薬 …… 74
IL-17 阻害薬… 40, 44, 45, 71, 120
IL-23p19 阻害薬 ……… 74, 120
IL-23 阻害薬 …………… 71
JAK 阻害薬 ………… 45, 71, 120
NSAIDs……13, 40, 41, 71, 72, 90, 98, 106, 111
PDE4 阻害薬………… 71, 75, 120
TNF 阻害薬 … 40, 44, 45, 46, 71, 74, 111, 114, 115, 120

和文

あ行

アザルフィジン®EN ………… 98, 106, 111, 114, 115
アジスロマイシン ………… 98
アセトアミノフェン ……… 114
アダリムマブ ………… 40, 45, 46, 74, 120
アプレミラスト …… 71, 75, 120
イキセキズマブ 40, 45, 74, 120
イブプロフェン ……… 111, 114
インフリキシマブ ……… 40, 44, 45, 74, 114, 115
ウステキヌマブ ……… 74, 120
ウパダシチニブ … 71, 76, 120
エタネルセプト ………… 120
エレンタール® ………… 91
エンシュア・リキッド® … 91
エンブレル® ………… 120
オテズラ® ……… 71, 75, 120

か行

グセルクマブ ………… 74, 120
抗リウマチ薬 ……13, 42, 71, 72, 97, 98, 106, 111, 120
コセンティクス® ………… 40, 45, 74, 120
ゴリムマブ ………… 120

さ行

サラゾスルファピリジン … 40, 42, 86, 90, 98, 110, 111, 113, 114
サラゾピリン® ……… 114, 115
ジクロフェナク … 111, 114, 115
シムジア® ………… 74, 120
シンポニー ………… 120
スキリージ® ………… 74, 120
ステラーラ® ………… 74, 120
ステロイド …13, 42, 90, 98, 106, 111, 113, 114
ステロイド注射 ………… 40
生物学的製剤 ……13, 40, 43, 45, 71, 72, 74, 111, 120
セクキヌマブ … 40, 45, 74, 120
セルトリズマブペゴル ………… 74, 120
ゼルヤンツ® ………… 120
セレコキシブ ……… 41, 111
セレコックス® ……… 41, 111

た行

ツインライン® ………… 91
トファシチニブ ………… 120
トルツ® …… 40, 45, 74, 120
トレムフィア® ……… 74, 120

な

ナイキサン® ………… 111
ナプロキセン ………… 111

は行

非ステロイド性抗炎症薬 … 13, 40, 41, 71, 72, 90, 98, 106, 111
ヒュミラ® …… 40, 45, 46, 74, 120
ブルフェン® ………… 111
プレドニゾロン ……… 115, 120
プレドニン® ………… 120
ブロダルマブ … 40, 45, 74, 120
ボルタレン® …… 111, 114, 115

ま行

ミノサイクリン ………… 98
メトトレキサート … 90, 98, 114, 114, 115, 71, 120

や

ヤヌスキナーゼ阻害薬 45, 71, 120

ら行

ラコール® ………… 91
リウマトレックス® ………… 73, 98, 114, 115, 120
リサンキズマブ ……… 74, 120
リンヴォック®……… 71, 76, 120
ルミセフ® …… 40, 45, 74, 120
レミケード® …… 40, 44, 45, 74, 114, 115, 120
ロキソニン® …… 111, 114, 115
ロキソプロフェン ………… 111, 114, 115

用語索引

欧文

A～C

ASDAS ································ 43
AS患者さんのための体操教室
·································· 50
AS友の会 ····················· 50, 54
BASDAI ·························· 43
BCG ···························· 114
CD ··························· 84, 85
COVID-19 ····················· 118
CT検査 ·························· 39

H～J

HLA-B27 ···13, 18, 24, 25, 36, 65, 94, 96, 97, 99, 105, 108
IBD ························· 84, 85
IL-10 ···························· 75
IL-12/23p40阻害薬 ··· 74, 120
IL-17A阻害薬 ···················· 74
IL-17受容体A阻害薬 ······ 74
IL-17阻害薬··· 40, 45, 44, 71, 120
IL-23p19阻害薬 ········· 74, 120
IL-23阻害薬······················ 71
JAK阻害薬 ··········· 45, 71, 120
JIA ····························· 108

M～N

MRI検査 ··················· 38, 68
NSAIDs······13, 40, 41, 71, 72, 90, 98, 106, 111
NSAIDsの副作用 ·········· 41

P～U

PDE4阻害薬··········· 71, 75, 120
QOL（quality of life）········· 72
RF ······························ 19

TNF阻害薬 ··· 40, 44, 45, 46, 71, 74, 90, 111, 114, 115, 120
UC ···························· 84, 85

V・X

viral arthritis ················· 95
X線基準を満たさない体軸性脊椎関節炎····· 18, 22, 28, 29, 106
X線検査 ····················· 37, 68

和文

あ・い

アプレミラストの副作用 ··· 75
育児 ···························· 115
痛み ················ 30, 31, 33, 64
遺伝 ····················· 25, 61, 94
遺伝的な要因 ················ 18
医療受給者証 ················ 117
医療費控除 ··················· 116
医療福祉制度 ················ 116

う

ウイルス性関節炎 ··········· 95
うつ ······················· 65, 82
運転 ···························· 51
運動 ····················· 31, 112
運動療法 ······················ 50

え

栄養療法 ······················ 91
遠位指節間関節炎型 ········· 63
炎症 ···························· 13
炎症性腸疾患 ····· 32, 65, 84, 85
炎症性腸疾患に伴う脊椎関節炎
·························· 18, 84
炎症性腰背部痛
················ 31, 50, 79, 91, 104, 109

炎症性腰背部痛の基準 ······ 31

か

介護保険制度 ················ 116
潰瘍性大腸炎 ········ 18, 84, 85
画像検査 ············· 35, 97, 105
学校生活 ···················· 112
滑膜 ···························· 19
寛解 ···························· 13
感覚障害 ······················ 33
患者数
 − 乾癬性関節炎················ 59
 − 体軸性脊椎関節炎········· 23
関節亜脱臼 ··················· 68
関節以外の症状
 − 乾癬性関節炎··············· 65
 − 若年発症の脊椎関節炎··· 109
 − 体軸性脊椎関節炎········· 32
 − 反応性関節炎··············· 96
 − 分類不能関節炎············ 104
関節エコー検査 ····· 39, 68, 69
関節形成術 ···················· 78
関節固定術 ···················· 78
関節の症状
 − 炎症性腸疾患に伴う
  脊椎関節炎··············· 87
 − 乾癬性関節炎··········· 62, 63
 − 若年発症の脊椎関節炎··· 109
 − 体軸性脊椎関節炎······ 30, 31
 − 反応性関節炎··············· 96
 − 分類不能関節炎············ 104
関節症性乾癬 ·················· 58
関節の痛み ···················· 72
関節裂隙の狭小化 ····· 37, 68
乾癬 ············ 18, 32, 58, 104
感染症関連関節炎 ··········· 95
乾癬性関節炎 ··· 18, 19, 58, 108
乾癬マーチ ···················· 66

き

喫煙	22, 51, 91
気道感染	95
狭心症	32
強直	13, 26, 37, 68
強直性脊椎炎	18, 22, 36, 105
筋力低下	33

く

クラミジア	95, 97, 98
クローン病	18, 84, 85

け

血液検査	35, 67, 97, 105
血清CRP値	35, 67
血尿	32
結膜炎	96, 104
ケブネル現象	60
検査	
－ 炎症性腸疾患に伴う 脊椎関節炎	89
－ 乾癬性関節炎	67, 68, 69
－ 若年発症の脊椎関節炎	110
－ 体軸性脊椎関節炎	35, 36, 37, 38, 39
－ 反応性関節炎	97
－ 分類不能関節炎	105
腱鞘滑膜	105

こ

抗CCP抗体	19
硬化	97, 105
高額療養費制度	116
抗菌薬	98
高血圧症	66
口内炎	104
抗リウマチ薬	13, 42, 71, 72, 97, 98, 106, 111, 120

国際脊椎関節炎評価会	31
骨化	33, 37, 39
骨形成	68
骨シンチグラフィ	39
骨髄浮腫	38, 97
骨折	34
骨粗しょう症	34, 70
骨びらん	37, 39, 68, 97
コロナウイルス感染症	118

さ

細菌感染	95
サイトカイン	24, 74, 85
サプリメント	51
サポーター	79

し

仕事	51
指趾炎	18, 63, 96, 104
脂質異常症	66
疾患活動性	43
指定難病	117
しびれ	33
若年性脊椎関節炎	108
若年性特発性関節炎	108
若年性特発性関節炎の7病型	108
手術	
－ 乾癬性関節炎	48, 52
－ 体軸性脊椎関節炎	78
出産	51, 91, 114
授乳	91, 115
授乳可能な薬剤	115
消化態栄養剤	91
小児慢性特定疾病	108
傷病手当金	116
食事	51, 91
心筋梗塞	32, 66, 80
神経症状	33

心血管障害	32, 65, 80
腎結石	32
人工股関節全置換術	48, 49
人工股関節の耐用年数	49
腎臓病	32
身体障害者手帳	116
診断	110

す

ステロイド	13, 42, 90, 98, 106, 111, 113, 114

せ

生活習慣病	66, 67
生活の質	72
脆弱性骨折	34
性生活	51
生物学的製剤	13, 40, 43, 45, 71, 72, 74, 111, 120
生物学製剤の効果と副作用	44
成分栄養剤	91
脊椎	10
脊椎炎型	63
脊椎関節炎の分類	10, 18
脊椎矯正固定術	48, 49
赤血球沈降速度	35, 67
線維筋痛症	29
仙腸関節	10, 30, 38
仙腸関節炎	96, 109
専門医を探す	54

た

体軸関節	13
体軸性脊椎関節炎	18, 22, 31, 36
体軸性脊椎関節炎の治療の目標	47
対称性多関節炎型	63
大動脈弁閉鎖不全	32, 96, 104
蛋白尿	32

ち

超音波検査 …………… 39, 68, 69
腸管外合併症 …………… 84
腸内細菌叢 …………… 24
治療
　- 炎症性腸疾患に伴う
　　脊椎関節炎 …………… 90
　- 乾癬性関節炎 …………… 71
　- 若年発症の脊椎関節炎… 111
　- 体軸性脊椎関節炎 ……… 40
　- 反応性関節炎 …………… 98
　- 分類不能関節炎 ……… 106
治療の中止
　- 乾癬性関節炎 …………… 77
　- 体軸性脊椎関節炎 ……… 47

つ〜と

椎間板ヘルニア …………… 33
爪乾癬 …………… 109
点状陥凹 …………… 109
糖尿病 …………… 66

な

内視鏡検査 …………… 52
生ワクチン …………… 114
難病医療費助成制度 ……… 117
難病指定 …………… 55
難病相談支援センター …… 54
難病の患者に対する医療等に
　関する法律 …………… 117

に

日常生活 ……… 51, 80, 91, 112
尿失禁 …………… 33
妊娠 …………… 51, 91, 114
妊娠中に使用可能な薬剤 … 114

ね・の

粘膜潰瘍 …………… 96
脳梗塞 …………… 80
脳卒中 …………… 66
膿漏性角化症 …………… 96

は行

ハーフED …………… 91
バイオシミラー …………… 119
肺線維症 …………… 32
白内障 …………… 46
発汗の減少 …………… 33
発病後の経過 …………… 26, 62
発病年齢 …………… 26
発病の原因 …………… 24, 60, 85
半消化態栄養剤 …………… 91
反応性関節炎 …………… 18, 94

ひ

非ステロイド性抗炎症薬 … 13,
　40, 41, 71, 72, 90, 98, 106, 111
非対称性少関節炎型 ……… 63
ヒト白血球抗原 …………… 18
肥満 …………… 60, 66
びらん …………… 97, 105
ピンポン感染 …………… 98

ふ

不安 …………… 65
不整脈 …………… 32, 104
付着部 …………… 11, 19, 63
付着部炎
　… 18, 63, 96, 104, 105, 109, 110
付着部炎関連関節炎 ……… 108
ぶどう膜炎
　… 12, 18, 32, 46, 65, 96, 104, 109

へ・ほ

便失禁 …………… 33
勃起障害 …………… 33

ま

麻酔 …………… 52
末梢関節 …………… 13
末梢関節炎 …………… 104
麻痺 …………… 33, 34

み〜め

未分類関節炎 …………… 108
ムチランス型 …………… 63
メタボリックシンドローム
　…………… 60, 65, 66, 80
メトトレキサートの効果と
　副作用 …………… 73

ゆ・よ

有病率 …………… 23
抑うつ気分 …………… 82

ら・り

ライター症候群 …………… 94
リウマトイド因子 ………… 19
リハビリテーション ……… 79
緑内障 …………… 46

わ

ワクチン …………… 118

分類不能脊椎関節炎 … 18, 102
分類不能脊椎関節炎と診断
　されたあとの経過 ……… 103

※本書の内容は、以下の書籍の内容にもとづいて執筆されています。

「脊椎関節炎診療の手引き2020」〔日本脊椎関節炎学会，厚生労働科学研究費補助金（難治性疾患政策研究事業）「強直性脊椎炎に代表される脊椎関節炎の疫学調査・診断基準作成と診療ガイドライン策定を目指した大規模多施設研究」班／編〕，診断と治療社，2020

患者さんのための 脊椎関節炎 Q&A

病気・治療・生活の疑問に答えます

2021年9月15日 第1刷発行

編　集　日本脊椎関節炎学会
厚生労働科学研究費補助金（難治性疾患政策研究事業）「強直性脊椎炎に代表される脊椎関節炎及び類縁疾患の医療水準ならびに患者QOL向上に資する大規模多施設研究」班

発行人　一戸裕子

発行所　株式会社　羊　土　社
〒101-0052
東京都千代田区神田小川町2-5-1
TEL　　03（5282）1211
FAX　　03（5282）1212
E-mail　eigyo@yodosha.co.jp
URL　　www.yodosha.co.jp/

Ⓒ日本脊椎関節炎学会, 2021
Printed in Japan

ISBN978-4-7581-2382-2

装　幀　斉藤よしのぶ
イラスト　ヨギトモコ
印刷所　三美印刷株式会社